PATHOGÉNIE

DE

L'INFILTRATION DE L'URINE

PAR

Le D'' A. MURON

Lauréat de l'École de médecine de Lyon,
Interne des Hôpitaux de Paris,
Membre de la Société anatomique

PARIS

ADRIEN DELAHAYE, LIBRAIRE-ÉDITEUR

PLACE DE L'ÉCOLE-DE-MÉDECINE.

1872

PATHOGÉNIE

DE

L'INFILTRATION DE L'URINE

PAR

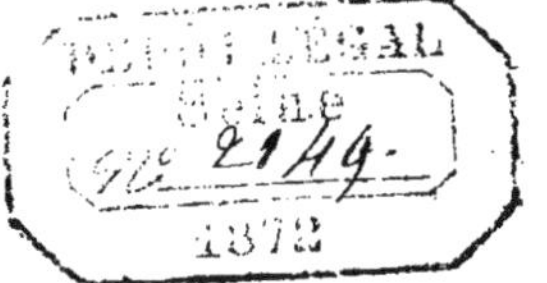

Le Dr A. MURON

Lauréat de l'École de médecine de Lyon,

Interne des Hôpitaux de Paris,

Membre de la Société anatomique.

PARIS

ADRIEN DELAHAYE, LIBRAIRE-ÉDITEUR

PLACE DE L'ÉCOLE-DE-MÉDECINE.

—

1872

A M. LE PROFESSEUR VERNEUIL.

Les idées que j'ai cherché à mettre en lumière sont à vous tout entières, mon cher Maître. Ce sont celles que vous avez si généreusement enseignées à votre interne de l'année 1869; ce sont celles que vous aviez largement exposées au Congrès International de Paris, et qui ont captivé depuis bien longtemps tous vos instants. L'évolution pathologique des maladies est devenue bien mieux compréhensible, et les découvertes que fait chaque jour la science lui donnent encore plus de clarté. Vous avez posé les jalons véritablement scientifiques, et vous nous avez convié à suivre cette voie.

Puissiez-vous agréer l'essai que je viens de tenter et lui accorder toute votre bienveillance.

A. Muron.

TABLE DES MATIÈRES

PATHOGÉNIE

DE

L'INFILTRATION DE L'URINE

Panser les plaies avec de l'urine est un usage journellement employé à la campagne. Qu'il s'agisse d'une simple coupure ou d'une plaie contuse, les paysans répandent avec abondance ce vulnéraire, espérant ainsi se mettre à l'abri de tout accident ultérieur. Et de fait leurs plaies sont rosées, granuleuses, à cicatrisation rapide.

Je ne voudrais pas en induire que l'urine est innocente pour les tissus, car l'alcool lui aussi, si favorable aux plaies, détermine la suppuration des tissus lorsqu'il vient à être injecté dans leur épaisseur. Néanmoins la crainte des chirurgiens pour l'urine m'a paru exagérée. N'est-ce pas elle qui amène la suppuration et frappe de gangrène tous les tissus qu'elle touche? N'est-ce pas elle qui entretient les trajets fistuleux au voisinage de l'urèthre après avoir présidé à leur formation? N'est-ce pas elle qui empêche la réunion immédiate des parties, dans l'uréthrotomie externe, dans l'opération de la taille, dans l'opération des fistules vésico-vaginales? C'est elle encore, toujours elle, qui va faire développer ces accès de fièvre si intenses et si rapides dans leur évolution. En un mot tout accident qui apparaît est mis immédiatement sur le compte de l'urine.

Qu'y a-t-il de vrai, qu'y a-t-il de faux dans tout cela ?
De l'exagération à coup sûr. Considérez d'abord les résultats locaux de l'uréthrotomie interne : la cicatrisation
s'opère malgré l'urine ; cette plaie intérieure qui est souillée à chaque instant par ce liquide se ferme spontanément. De même pour l'uréthrotomie externe, de même
pour la plaie périnéale dans l'opération de la taille. Une
ouverture artificielle est pratiquée, ouverture devenant
plus large par le fait de la rétraction des tissus, et par
cette ouverture il s'écoule de l'urine, rien d'étonnant
qu'elle reste béante un certain temps ; ce n'est pas
l'urine qui l'empêche de se cicatriser, mais bien son défaut de coaptation. S'il était possible au chirurgien de
faire une suture parfaite comprenant toute l'épaisseur
des tissus, depuis la muqueuse uréthrale jusqu'à la peau
du périnée, nul doute que la réunion ne soit immédiate.

Au reste, c'est ce qui a lieu pour les fistules vésico-vaginales. Lorsque l'avivement est large, et que les sutures
sont bien appliquées, la réunion est complète du premier
coup. Nous devons faire une remarque à ce sujet. Souvent il arrive que les urines se trouvent modifiées à la
suite de cette affection ; leur décomposition est plus rapide, et sur les parois du vagin, à la face interne des
cuisses, elles laissent un dépôt salin, de phosphate et de
carbonate calcaires, ou même de phosphate ammoniaco-
magnésien. Ces qualités pathologiques de l'urine ne
doivent point être négligées ; et chaque fois qu'on aura
à faire une opération de ce genre, sera-t-il indispensable
de se conformer au précepte de M. Verneuil, qui est de
ramener les urines à leur état naturel, en donnant soit de
l'eau de Vichy, soit de l'eau de Contrexeville, etc.
Quoique cela n'ait pas encore été fait avant de pratiquer
des opérations sur l'urèthre, nous croyons ce précepte
également applicable à beaucoup de cas.

En est-il de même pour l'infiltration d'urine au sein

des tissus, c'est ce qu'il nous reste à examiner dans tous ses détails.

CONSIDÉRATIONS GÉNÉRALES SUR LA PATHOGÉNIE DE L'INFILTRATION D'URINE.

Les auteurs classiques qui ont traité de la question du passage de l'urine au dehors des voies urinaires, de son épanchement au sein de nos tissus, se sont avant tout préoccupés des résultats produits. Considérant d'une part, que dans certains cas elle pouvait creuser une sorte de loge au milieu du tissu cellulaire, et y séjourner pour ainsi dire indéfiniment sans amener d'autre conséquence fâcheuse immédiate, ils ont créé le mot de *poche urineuse*, afin de bien désigner que l'urine s'y trouve en nature. Dans d'autres circonstances, cette urine va déterminer de la suppuration. Si cette suppuration est limitée, localisée en un point, il s'agit d'un *abcès urineux*. Si au contraire cette suppuration tend à se diffuser, à gagner de proche en proche les aréoles du tissu cellulaire, c'est alors l'*infiltration urineuse*.

Ces trois termes, *poche urineuse, abcès urineux, infiltration urineuse*, expriment donc des états complétement différents, qui ont chacun une physionomie propre, une marche spéciale, des terminaisons diverses, et qui réclament aussi un traitement particulier. Tout cela, du reste, se trouve parfaitement établi dans les auteurs, et l'on peut dire que l'art a presque atteint son summum de perfection pour ces diverses affections, une fois constituées, une fois arrivées à leur période d'état.

Les grandes indications thérapeutiques y sont nettement formulées et consistent en ces deux faits : 1o ouvrir les foyers de suppuration pour opérer le dégorgement des tissus; 2° rétablir le cours normal de l'urine pour l'empêcher de s'infiltrer de nouveau.

Muron.   2

On le voit, ces indications sont précises et ne laissent rien à désirer. Peut-être y a-t-il quelques légères modifications à apporter au manuel opératoire touchant le lieu d'ouverture de la partie suppurée; peut-être aussi trouvera-t-on des moyens plus simples, des instruments plus commodes pour obtenir le rétablissement du cours normal de l'urine. Mais les indications capitales restent les mêmes, et tout l'honneur en revient à nos devanciers. A coup sûr, ils méritent nos hommages pour ces grandes règles thérapeutiques qu'ils nous ont léguées.

Si donc la partie clinique a été pleinement étudiée, il n'en est plus de même de ce qu'on appelle vulgairement la partie théorique, nous voulons parler de la pathogénie, c'est-à-dire des conditions diverses qui font que l'urine va former ici une poche urineuse, là un abcès urineux, ailleurs de la suppuration diffuse.

Qu'on lise dans les auteurs français la question de l'urine épanchée dans les tissus, on trouvera des articles tout à fait distincts, répondant à des types cliniques différents. Veut-on savoir maintenant la raison de cette distinction? On y voit, par exemple, que si l'urine vient à s'infiltrer largement dans les mailles du tissu cellulaire sous-cutané, sous-aponévrotique ou intermusculaire, c'est de l'*infiltration urineuse;* tandis que si elle s'épanche goutte à goutte dans les tissus, dût-elle même les décoller dans une grande étendue, dût elle même constituer une tumeur volumineuse, c'est alors un *abcès urineux.* Et maintenant la suppuration reste-t-elle localisée au point même où l'urine s'est creusé une cavité, l'abcès urineux est dans toute sa pureté. Que l'inflammation vienne à se propager peu à peu aux tissus d'alentour, qu'une inflammation diffuse se développe, ce n'est plus alors un abcès urineux, mais bien une infiltration d'urine. On suppose dès lors que l'urine d'abord collectée a filtré progressivement dans l'épaisseur des tissus, et y a déterminé un phlegmon diffus.

Dans l'esprit des auteurs, abcès urineux signifie affection légère, infiltration urineuse représente quelque chose de tout à fait grave ; le premier produisant un simple abcès, la seconde produisant un phlegmon diffus, c'est-à-dire développement rapide de la suppuration, fusées purulentes et mortification du tissu cellulaire, se faisant soit au-dessous des téguments, soit dans les espaces intermusculaires, fusées purulentes ayant une tendance extrême à la diffusion, et s'accompagnant souvent de gangrène.

Tel est le tableau de l'un et de l'autre. Si je l'ai accentué aussi fortement, c'est afin de mieux montrer l'esprit des auteurs à ce sujet, c'est aussi afin de caractériser toute la différence qui suivant eux existe pour ces deux affections, lesquelles reconnaissent cependant une cause unique, l'épanchement de l'urine dans les tissus, mais avec cette différence, que dans un cas l'urine a filtré goutte à goutte, tandis que dans l'autre elle a été violemment chassée hors des voies naturelles pour passer dans le tissu cellulaire. En un mot, tout se résume dans ce fait, la force plus ou moins grande d'expulsion, abcès urineux, si cette force d'expulsion est insignifiante, infiltration urineuse atteignant son maximum d'intensité, si cette force d'expulsion est puissante. C'est toujours de l'urine épanchée dans les tissus, et elle est toujours nuisible à un degré quelconque.

Dans la description de ces deux affections on a reconnu un premier fait, et on l'a affirmé hautement, la nocuité de l'urine au contact des tissus. Envisageant ensuite la force avec laquelle cette urine pénétrait dans nos tissus, on a distingué et décrit deux affections tout à fait distinctes l'une de l'autre, pouvant se traduire l'une et l'autre par ces deux termes, phlegmon simple et phlegmon diffus. Considérant enfin la quantité d'urine, on a supposé que le phlegmon diffus urineux ou l'abcès urineux simple prenait une extension, sinon proportionnelle, du moins en rapport avec la quantité plus ou moins grande d'urine contenue dans les tissus.

Et pour résumer les conditions sous lesquelles on a envisagé la nocuité de l'urine, on peut dire qu'elles se réduisent a deux : 1º force d'expulsion; 2º quantité d'urine.

Réduite à des termes aussi simples, la question de l'épanchement de l'urine dans les tissus nous paraît très-incomplète. On suppose d'abord gratuitement un premier fait, c'est la nocuité constante de l'urine, aboutissant pour le moins à la formation d'un abcès. Mais, même en l'acceptant comme démontré, il y a bien d'autres conditions à étudier. Sans doute l'urine poussée avec grande force dans les tissus va déterminer une grande irritation, va produire des ruptures partielles du tissu cellulaire et des petits vaisseaux ; sans doute aussi une grande quantité d'urine dans ces conditions pourra être nuisible aux tissus organiques, mais ce n'est pas tout.

L'urine qui s'infiltre est-elle toujours la même? Est-elle acide ou est-elle alcaline? Acide, a-t-elle de la tendance à se décomposer, à passer à l'état de putréfaction? Alcaline, quelle en est la cause? Est-ce du carbonate de chaux qui ramène au bleu le papier de tournesol rougi par les acides ; est-ce du phosphate ammoniaco-magnésien ou du sulfhydrate d'ammoniaque? etc. Cette condition vient d'être étudiée avec soin par M. Arthur Menzel, et nous aurons à y revenir.

Est-ce là tout? nous ne le croyons point. Les tissus eux-mêmes, leur force de vitalité, l'organisme, en un mot, doit être pris en haute considération, et même est-ce peut-être le point le plus important.

Comment va se comporter l'urine au sein des tissus?
Telle doit être posée la question, telle du moins nous la
posons. En considérant simplement les résultats cliniques, sur lesquels nous reviendrons longuement, on est
frappé de voir une si grande variété. A tel point qu'on
peut dire que pas un cas n'est absolument semblable à
son voisin. Malgré cela, il est des rapprochements à
faire, il y a des types parfaitement connus, parfaitement
définis. Ce sont ceux-là seuls que nous examinerons.

Prenons d'abord les contusions de l'urèthre, qui se produisent d'habitude chez des personnes jeunes, saines et
vigoureuses. A la suite d'une chute sur le périnée, la
muqueuse uréthrale se trouve divisée, les tissus sous-jacents se trouvent eux-mêmes déchirés et contus. Un
épanchement de sang et d'urine se fait dans le point
même de la rupture. Que voyons-nous le plus souvent?
Rien, ou presque rien. Cette urine qui, dans d'autres cas,
va être si désastreuse pour les tissus, va produire tout au
plus un abcès limité, qui restera localisé aux parties
coutuses. Cette urine qui va se trouver mélangée à du
sang et à des tissus plus ou moins frappés de mortification, résultat de leur contusion, cette urine va être presque
innocente. L'ensemble des faits pour les contusions de
l'urèthre atteste sa bénignité relative, et nous l'acceptons
comme telle.

Voilà maintenant un autre individu, alcoolique de
longue date, porteur d'un rétrécissement ancien, et d'autres lésions vésicales et rénales par derrière son rétrécissement; une infiltration d'urine vient à se produire,
et tout aussitôt se manifestent des symptômes graves.
Non-seulement les signes généraux indiquent une mort
imminente, mais les signes locaux sont véritablement
effrayants. Au fur et à mesure que l'urine s'infiltre dans
ses tissus, il semble que les phénomènes inflammatoires
s'ensuivent du même coup. Non-seulement le gonfle-

ment des parties a lieu, mais bientôt l'œdème, puis la rougeur, puis la crépitation gazeuse. Et tout cela ne se limite point. La diffusion se fait à droite, à gauche, un peu partout, et l'on voit apparaître de ces immenses phlegmons diffus qui envahissent tous les tissus, cutanés, sous-cutanés, musculaires et aponévrotiques, et qui, gagnant les parois abdominales, peuvent arriver jusqu'à l'aisselle.

Tableau symptomatique effrayant, mais réel, authentique, comme plusieurs observations en font foi. De sorte que, si l'on envisage seulement la cause immédiate, sous l'influence de laquelle ont apparu tous ces symptômes, on peut dire et on doit dire *à priori* qu'il y a deux urines, l'une douée de propriétés septiques au suprême degré, l'autre au contraire presque inoffensive, de sorte que, si l'on voulait s'en tenir à ces deux catégories de faits, qui sont les antipodes l'un par rapport à l'autre, il y aurait lieu de se demander les raisons d'une réaction si légère dans le premier cas, pour en faire la comparaison avec celles qui donnent au second cas une gravité tout exceptionnelle.

Ce n'est pas tout encore, car la question est loin d'être aussi limitée. Entre ces deux termes extrêmes, il existe une série d'autres états, d'abord plus ou moins rapprochés du premier extrême, qui vont peu à peu s'en éloignant pour arriver en fin de compte à un degré plus ou moins voisin du second extrême.

Sans doute l'urine doit être étudiée dans ses propriétés diverses, mais ce n'est là qu'un côté du problème à notre sens. Qu'on veuille bien le remarquer, les cas si graves que l'on observe, se présentent tous chez des individus en quelque sorte décomposés par avance, et l'autopsie vient révéler des altérations organiques qui en sont le témoignage le plus authentique. Ces cas si graves attestent donc l'état des tissus de l'individu, plutôt qu'ils ne démontrent la septicité de l'urine ; tandis que les pochès urineuses dénotent à l'inverse une intégrité parfaite des tissus organiques.

Les qualités diverses de l'urine, la quantité qui a passé dans les tissus, la force avec laquelle elle les a pénétrés, doivent influer sur le développement ultérieur des accidents.

Nous avons donc à étudier toutes ces conditions diverses isolément d'abord, puis, faisant la synthèse, à montrer comment la clinique réunit deux à deux, trois à trois de ces conditions, et arrive à produire ces résultats divers, tout en paraissant provenir d'une même cause, en apparence identique.

Dans un premier paragraphe, nous exposerons les conditions physiques de la pénétration de l'urine au sein des tissus.

Dans un deuxième nous chercherons à savoir comment se comporte l'urine d'après ses qualités.

Dans un troisième, nous rechercherons les modifications apportées par la quantité d'urine et sa force d'expulsion.

Dans un quatrième, nous étudierons l'influence des tissus eux-mêmes, et prenant dans les observations celles qui peuvent réunir une ou plusieurs de ces conditions, nous tâcherons de les mettre en relief.

Dans un cinquième, nous dirons un mot des indications thérapeutiques.

§ I. — *Conditions physiques de la pénétration de l'urine au sein des tissus.*

Un mot d'abord sur le mode de pénétration de l'urine au sein des tissus, et sur son mode de propagation.

Pour que l'urine s'épanche au dehors de ses voies naturelles, il faut assurément un obstacle, et cet obstacle se rencontre dans deux circonstances, à la suite d'un traumatisme portant sur l'urèthre, ou à la suite d'un rétrécissement.

Le premier de ces mécanismes est très-simple à comprendre. Une porte est ouverte, et par cette porte s'échappe l'urine, en quantité d'autant plus considérable que la voie est plus large, que les obstacles à l'émission urinaire se trouvent eux-mêmes plus difficiles. Je n'insiste pas. Pour ce qui est du rétrécissement, un autre élément intervient, c'est la rupture de la muqueuse uréthrale par l'urine elle-même poussée avec force. Ce mécanisme, parfaitement indiqué par Hunter, se trouve très-clairement développé dans le livre de M. Voillemier, et la citation du texte nous paraît être le meilleur moyen de l'exposer.

« Dès qu'un rétrécissement est arrivé à un certain degré, les urines ne pouvant sortir librement, tendent à dilater l'urèthre en arrière de l'obstacle qu'elles rencontrent. Plus le rétrécissement devient étroit, plus cette dilatation du canal augmente. Après chaque miction, une petite quantité d'urine s'arrête dans cette sorte de poche ; elle y séjourne et s'y altère ; sa présence ne tarde pas à en enflammer les parois, qui deviennent plus friables et moins résistantes. Si, dans cet état de choses, le malade, dont la dysurie est chaque jour plus grande, se livre à des contractions violentes pour débarrasser sa vessie, le flot des urines, faisant effort contre les parois de l'urèthre, finit par se déchirer en arrière du rétrécissement. On comprend alors que l'urine s'épanche en grande quantité et qu'elle s'infiltre plus ou moins loin dans l'épaisseur des tissus, car elle n'est retenue par aucun obstacle. »

Saisissant par sa clarté, ce passage ne peut laisser aucun doute dans l'esprit du lecteur. Deux faits en ressortent : c'est en premier lieu l'altération des parois du

canal, et en deuxième lieu les efforts du malade à expulser son urine.

1° En quoi consiste maintenant cette altération de
l'urèthre? Grâce à l'endoscope, cette question aujour-
d'hui peut être résolue. M. Desormeaux a démontré la
grande fréquence des granulations de l'urèthre, granulations qui sont au début le fait de la blennorrhagie, et
qui plus tard sont entretenues par le rétrécissement. Cet
état granuleux de la muqueuse, qui ressemble à une
mûre, ne se voit bien que du vivant du malade, absolument du reste comme pour les granulations conjoncti-
vales. Après la mort ces granulations, venant à se vider
de leur sang, ne sont plus appréciables. Telle est la raison
pour laquelle on les a si longtemps méconnues.

Leur existence suffit à expliquer le ramollissement de
la muqueuse, partant sa facilité à se laisser déchirer. Il
peut également arriver qu'une très-minime quantité
d'urine pénètre le tissu ramolli de la muqueuse, et y
détermine un abcès ; dès lors se trouve une large ouverture qui facilite le passage de l'urine et son infiltration
dans les tissus avoisinant le canal.

On a beaucoup discuté autrefois pour savoir si, par
derrière le rétrécissement, il y avait une ulcération, un
ramollissement simple ou un abcès. Question certainement importante, qui reçoit aujourd'hui une solution
définitive par le simple fait de l'examen anatomique.

Comme je le disais il y a un instant, l'examen endos-
cepique a démontré les granulations uréthrales par derrière le rétrécissement, *une fois ce dernier incisé*. Que
signifient ces granulations, sinon un ramollissement de
la muqueuse? Maintenant, du ramollissement simple à
l'abcès de la muqueuse il n'y a pas loin. Ces granulations, constituées par un tissu embryonnaire riche en
vaisseaux capillaires, à la moindre irritation, pourront
s'abcéder dans toute leur épaisseur, et si l'infiltration

d'urine se fait à cette période, nous aurons alors l'infiltration résultant de la formation d'un *abcès*.

Que l'abcès une fois formé vienne à se vider, et que l'infiltration ne se produise pas à ce moment, il en résultera une *ulcération*, laquelle persistera par le séjour constant de l'urine, et si un beau jour l'infiltration se fait, ce sera à travers une ulcération qu'elle se produira.

Tous ces états pathologiques divers existent donc, mais en réalité le mécanisme est le même, il est unique. En arrière du rétrécissement, la muqueuse uréthrale se trouve altérée, et cette altération peut consister en un simple ramollissement, c'est-à-dire, en un état granuleux, ou bien ce sera un abcès, ou bien encore une ulcération, états pathologiques dérivant tous d'une même cause, l'obstacle à l'émission de l'urine.

Ainsi voilà une altération portant sur la muqueuse de l'urèthre, qui est le fait du rétrécissement, qui augmente avec lui et lui est en quelque sorte proportionnelle. Ce n'est pas en arrière seulement de l'obstacle que se trouvent ces lésions, ce peut être dans toute l'étendue de l'urèthre. Un rétrécissement du méat pourra déterminer cet état granuleux de la muqueuse dans la portion pénienne, et aussi dans les portions musculeuse et prostatique. Il en sera de même pour les abcès ou les ulcérations. De sorte que, si à un moment l'obstacle vient à être trop fort, et que l'infiltration d'urine ait lieu, ce sera dans le point le plus faible qu'elle se produira. Il n'y a donc pas lieu de s'étonner, qu'un rétrécissement unique siégeant au méat, on voie l'infiltration avoir son point de départ dans la portion musculeuse, et l'urine pénétrer dans la loge moyenne du périnée. Nous reviendrons du reste sur ce point clinique dans un instant. Continuons pour le moment la série des altérations qui existent dans le système des voies urinaires, et qui sont dues au rétrécissement. La plus importante d'entre elles, c'est l'hypertrophie de la vessie, véritable *hypertrophie compensatrice*, qui augmente avec l'obstacle. Elle est tout à fait l'analogue de l'hypertrophie du cœur, qui a lieu toutes les fois que surgit un obstacle dans les voies circulatoires. De même pour la vessie. Chargé d'expulser l'urine qu'il a reçue dans sa cavité, cet organe sera soumis à des efforts réitérés et énergiques pour arriver à l'évacuation complète. La partie contractile s'accroîtra ; de nouvelles fibres musculaires se formeront, et ces fibres se réunissant à d'autres constitueront des faisceaux de fibres musculaires. Il y aura une véritable hypertrophie vésicale, portant principalement sur l'élément contractile ; hypertrophie quelquefois considérable, pouvant aller jusqu'à donner à l'organe une épaisseur de 1 centimètre.

Cela se voit surtout dans les cas de rétrécissements traumatiques, lesquels, arrivant très-vite à leur summum d'intensité, ne laissent plus qu'un passage excessivement étroit pour l'urine, d'où efforts considérables de la part du malade pour évacuer son urine. Souvent même il n'y arrivera pas complétement, et une rétention d'urine accompagnée ou non d'incontinence se manifestera.

Ce qui est vrai pour les rétrécissements traumatiques l'est aussi pour les autres. Seulement l'hypertrophie compensatrice de l'organe vésical sera moins intense, moins immédiatement appréciable, et cela se comprend. Le rétrécissement lié à la blennorrhagie, qui va mettre dix ans, quinze ans et plus, à se constituer, à déterminer des troubles dans l'émission de l'urine, produira de même une hypertrophie vésicale proportionnelle à la difficulté.

Je m'arrête là dans la description *sommaire* des lésions consécutives au rétrécissement de l'urèthre. Ce sont les seules qu'il nous importe de connaître dans ce chapitre, les seules nécessaires pour l'interprétation du fait : passage de l'urine à travers les tissus. Elles nous expliquent comment l'urine peut arriver facilement à rupturer les tissus déjà ramollis et à s'infiltrer au loin dans leur épaisseur.

Le muscle vésical, ayant acquis une puissance double ou triple, pousse avec violence les urines au dehors. Si maintenant le rétrécissement fait un obstacle sérieux, les urines, animées d'un mouvement de propulsion considérable, déchirent la muqueuse ramollie et s'infiltrent plus ou moins loin dans l'épaisseur des tissus suivant leur force de propulsion. Nous ne connaissons pas au juste la force de contraction du muscle vésical ; elle n'a pas encore été évaluée scientifiquement. Mais, en se fondant sur les expériences qu'on peut facilement répéter sur soi-même, on peut dire que cette force de contraction est considérable. Pressez en effet le méat urinaire, et tâchez de retenir l'urine, vous verrez le canal se dilater brusquement, largement, et vous aurez une idée de cette puissance contractile de la vessie. Quelle sera-t-elle lorsque les fibres musculaires de cet organe auront pris une extension de nombre et d'étendue? Il faut avoir assisté au passage de l'urine à travers les tissus pour bien comprendre cette puissance. J'ai eu cette bonne fortune, ainsi que je le relate dans l'observation IV, et j'avoue maintenaut que ce qu'il m'est le plus difficile de comprendre, c'est non pas l'infiltration, mais le peu de désordres commis.

Ces deux séries d'altérations sont essentiellement connexes l'une de l'autre. Considérées dans leur plus faible degré, on conçoit que l'urine ne puisse pas pénétrer au loin dans les tissus ; prises au contraire à leur degré le plus élevé, tout devient compréhensible et l'on s'explique aisément ces infiltrations qui se produisent au loin.

2° Quel va être le point de la muqueuse uréthrale qui va se rupturer sous l'influence du seul effort des urines ?

On peut établir d'abord en principe que ce sera en arrière du rétrécissement. Ce point ne pouvant être contesté, je passe.

Mais il en est un autre qui peut-être sera sujet à contestation, et sur lequel je désire appeler l'attention. Toute la priorité en revient à notre maître M. Guyon ; car lui, le premier, il l'a démontré dans un cas fort remarquable que j'extrais de la thèse de M. Leroy, 1870 :

OBSERVATION I.

Le sieur L. D..., cuisinier, âgé de 37 ans, entre le 17 mai 1870 à l'hôpital Necker.

A eu cinq ou six blennorrhagies dans son jeune âge. Il eut, il y a vingt mois, un premier abcès urineux, suivi d'un second un an plus tard, puis d'un troisième en mars dernier. Depuis quelques jours est survenue une quatrième collection urineuse située au périnée, un peu à gauche de la ligne mediane, et ayant le volume d'un gros œuf de poule.

La bougie n° 6 passe difficilement au méat et pénètre ensuite, sans aucune peine, jusqu'à la vessie. Le méat présente un rétrécissement dû à la rétraction cicatricielle d'un chancre situé en cet endroit, il y a plusieurs années.

La prostate n'offre rien de particulier, sauf un volume un peu supérieur à droite.

Une incision sur la ligne médiane est faite sur-le-champ, et le doigt introduit dans la cavité de l'abcès permet de constater que ses limites atteignent en arrière le voisinage de l'anus, et en avant le scrotum, qui se trouve même envahi par l'urine dans une petite étendue. L'écoulement d'urine par la plaie est assez abondant.

On pratique l'*uréthrotomie du méat* avec l'instrument de Civiale, puis, prenant *une sonde n°* 18 de la filière Charrière, on la passe sans difficulté dans toute l'étendue du canal. Quelques jours après, l'incision périnéale se trouvait cicatrisée, et le malade s'en allait guéri de son infiltration et de son rétrécissement.

On ne voit pas trop ce qu'il y aurait à reprendre dans ce fait, et la critique que l'on en pourrait faire. Tout au plus pourrait-on arguer que ce n'est qu'un fait, qu'il est isolé, et que cet isolement lui nuit. A cela on peut répondre que cet isolément est son seul défaut, et nous allons du reste le faire disparaître par l'apport de deux nouvelles observations que nous avons eu l'occasion de voir dans le service de M. Guyon.

OBSERVATION II.

Beguet (Jean), âgé de 45 ans, entre le 20 novembre à l'hôpital Necker.

Il dit avoir eu, il y a une quinzaine de jours, une tuméfaction du périnée, située immédiatement en arrière du scrotum, tuméfaction qui a été incisée par M. le Dr Jourjon. Il en est sorti du pus, et à la suite de l'urine.

A son entrée à l'hôpital, on constate une petite induration se prolongeant à travers les tissus jusqu'au canal de l'urèthre et à travers laquelle s'écoule de l'urine au moment de la miction. De plus, au méat, il offre un rétrécissement qui ne laisse passer que le n° 6. Ce rétrécissement est survenu à la suite d'un chancre.

La dilatation du méat seul est faite les jours suivants, et lorsqu'on est arrivé au n° 20 de la filière Charrière, on a pu franchir complétement tout le canal avec ce même n° 20. C'est dire qu'il n'y avait de rétrécissement qu'au méat, et pas ailleurs.

Les urines sont acides, et non albumineuses.

Le troisième cas que nous avons observé sera publié plus loin dans les faits cliniques, mais nous devons dire ici qu'il est le plus concluant de tous, car il s'agissait d'une véritable infiltration de tout le périnée, à la suite de laquelle le malade a succombé (Voir l'obs. VI).

Voilà trois faits pour la démontration d'un point, qui se comprend en quelque sorte de lui-même, si l'on veut bien se reporter aux considérations pathologiques dans lesquelles nous sommes entrés un peu plus haut ; à cette cause principale, vient-il peut-être s'en adjoindre une autre, la contrature de la portion musculeuse de l'urèthre, contracture déterminée par le contact de l'urine en un point enflammé. M. Verneuil semble même donner à cette dernière une certaine importance. Quelle que soit au reste l'explication théorique, il nous semble permis de dire que *la rupture de la muqueuse a lieu dans son point le plus faible et que ce point peut se trouver fort éloigné de l'obstacle.*

3° L'urine a pénétré dans les tissus, quelle sera sa marche, quel sera son mode de propagation? M. Denonvilliers, par la description des aponévroses du périnée, nous a donné la clef de tous ces phénomènes, et c'est à sa description anatomique que nous devons nous reporter pour bien comprendre le passage suivant, que nous extrayons du livre de M. Voillemier.

« La marche de l'infiltration urineuse est très-différente suivant le point de l'urèthre qu'occupe la solution de continuité. Lorsque celle-ci siége *un peu en avant de la région membraneuse,* ce qui est le cas le plus commun, l'urine, retenue en haut et en arrière par l'aponévrose moyenne, en bas et en avant par l'aponévrose superficielle, commence par s'épancher dans la loge comprise entre ces deux plans fibreux. Rencontrant, du côté de la cavité pelvienne, une barrière presque insurmontable, elle se porte en avant dans le tissu cellulaire lâche des bourses et des aines. Dans cette dernière direction, elle trouve peu d'obstacles : elle envahit le pubis, les côtés du tronc et les lombes; on l'a vue s'étendre jusqu'à l'épine inférieure de l'omoplate et jusque sous l'aisselle. Elle peut encore contourner l'épine antérieure et supérieur de l'os coxal, gagner les fesses et la partie supérieure des cuisses. Quand la déchirure intéresse la *portion membraneuse,* l'infiltration limitée en bas par l'aponévrose moyenne, en haut par l'aponévrose supérieure, s'étend en arrière sur les côtés du rectum, dans les fosses ischio-rectales et jusque dans le tissu cellulaire souscutané de la marge de l'anus. Profitant parfois de quelque éraillure des plans fibreux, ou suivant le trajet des nerfs et des vaisseaux, tantôt elle traverse l'aponévrose moyenne, s'épanche entre elle et l'aponévrose superficielle, et se comporte comme je l'ai dit précédemment ; tantôt elle se porte en haut, gagne les fosses iliaques et quelquefois le tissu cellulaire sous-péritonéal jusqu'à une très grande hauteur, le long de la colonne vertébrale.

Si l'urèthre a été déchirée dans sa partie antérieure, l'urine passe rapidement dans le tissu cellulaire lâche des bourses et de la verge ; mais les désordres sont rarement considérables, à cause de la position superficielle de ces parties et de la facilité qu'on a de limiter l'infiltration au moyen de quelques incisions. »

Nous avons tenu à être bref dans cette première partie ; nous n'avons rappelé que très-sommairement les faits parfaitement connus et démontrés, tout en insistant sur quelques points qui ont paru moins acceptés. Et si nous voulons résumer ces derniers, nous verrons que nous avons surtout insisté sur les altérations granuleuses de la muqueuse uréthrale, ayant lieu dans toute son étendue, que ces altérations se poursuivent et, arrivant à la vessie, y déterminent une hypertrophie plus ou moins grande, double fait pathologique qui explique comment l'urine peut se frayer un passage dans un point souvent fort éloigné du rétrécissement, comment aussi l'infiltration peut se produire à une si grande distance.

§ II. — *Conditions relatives à la qualité de l'urine.*

L'urine a une composition qualitative ou quantitative des plus variables. Pour ne prendre que le point seul de son acidité, quelle variabilité ! Tantôt c'est à l'acide urique ou aux urates qu'elle doit de rougir le papier de tournesol ; tantôt c'est au phosphate acide de soude, ou à l'acide oxalique, etc. D'autres fois au contraire l'urine, loin d'être acide, présentera un état intermédiaire entre l'état acide et l'état alcalin, elle sera neutre. D'autres fois encore elle sera alcaline, et cela sans qu'il y ait décomposition. Tout le monde sait, en effet, que, si on vient à examiner son urine après avoir bu du vin blanc à jeun, on est presque certain de la trouver alcaline.

Bien plus grandes encore seront les variabilités, si l'on envisage l'état pathologique. Chaque urine a pour ainsi dire son aspect propre, son caractère spécial. Non-seulement il s'y trouve des éléments organisés, cellules épithéliales, globules de pus, globules du sang, qui subissent là une putréfraction, ou tout au moins hâtent la décomposition chimique de l'urine et la font passer de l'état acide à l'état alcalin. C'est de plus l'acide sulfhydrique, le sulfhydrate d'ammoniaque, le carbonate d'ammoniaque etc., que l'on rencontre, et qui vont donner à l'urine des propriétés septiques plus accentuées.

Mon but n'est pas de faire l'histoire de la composition du liquide urinaire, ni de faire voir ses variations qualitatives ou quantitatives, pas plus que de montrer la décomposition successive de ses divers principes élémentaires. Les indiquer seulement, rappeler en quelques mots leur réalité, telle a été ma pensée.

Et maintenant voilà où j'en veux arriver. Puisqu'il existe des urines à composition tout à fait différente, ces urines au contact des tissus organiques vont se comporter différemment, *leur pouvoir osmotique n'étant plus le même*. Je ne voudrais pas assimiler le fait de l'infiltration urineuse, ou du moins ses résultats, à un simple courant osmotique ; mais il y a quelque chose dans ce sens, et la composition élémentaire des liquides influe considérablement, beaucoup plus qu'on ne pourrait le croire.

Qu'on veuille réfléchir un instant sur le fait de la pénétration du liquide urinaire dans l'intimité des tissus. Poussé avec force, il déterminera la rupture de quelques faisceaux de tissu conjonctif, peut-être même de quelques capillaires, et dans certains cas pourra arriver à former une petite tumeur. Si la force de propulsion est moindre, il s'infiltrera, dans le sens propre du mot, à travers les espaces lacuneux du tissu conjonctif, et formera une sorte d'œdème urinaire. Une fois arrivé dans les tissus, ce liquide va être soumis aux *lois osmotiques* dont nous devons la connaissance à un savant illustre, Dutrochet. Se trouvant au contact intime des parois des vaisseaux capillaires, il va se produire entre le liquide urinaire d'une part, et le liquide sanguin d'autre part, un courant plus ou moins intense à travers cette membrane amorphe. Et si nous ne pouvons déterminer avec précision les détails de ce courant, nous sommes assurés qu'il s'en produira un, lequel pourra être à l'avantage de l'urine, si ce liquide offre une composition très-riche en substances salines ; lequel au contraire se fera en faveur du liquide sanguin, si l'urine ne possède qu'une faible densité.

J'ai essayé de vérifier jusqu'à un certain point la réalité de cette idée *à priori*, et prenant l'albumine dissoute, j'ai pratiqué les expériences suivantes pour me rendre un compte exact de la force endosmotique plus ou moins grande qui allait se produire suivant la qualité de l'urine.

Exp. I. — Une urine, *alcaline* après une exposition de 24 heures à l'air, renfermant quelques globules de pus, et devant son alcalinité à du carbonate d'ammoniaque, est placée dans de la baudruche. Cette baudruche est liée à la partie supérieure, de sorte qu'on a un véritable petit sachet parfaitement clos. On plonge dès lors ce petit sachet dans une dissolution d'albumine. (La dissolution a été obtenue en ajoutant au blanc d'œuf de l'eau, puis une goutte d'une solution de potasse, et en agitant le mélange avec une baguette de verre.)

On a soin de ne faire plonger le petit sachet que par sa partie inférieure, de façon à ce que la dissolution albumineuse ne se trouve en contact avec l'urine que dans ses 2/3 inférieurs. Vingt-deux heures après, le sachet est retiré, essuyé avec soin, et on vide dans un tube le liquide qui s'y trouve renfermé. Ce liquide est très-alcalin. Ajoutant alors quelques gouttes d'acide acétique, il devient acide ; puis chauffant le tube, on voit se dégager une foule de bulles gazeuses, qui entraînent avec elles quantité de grumeaux d'albumine coagulée. Après l'ébullition du liquide, on voit surnager à sa partie supérieure une masse de 1 cent. de hauteur, ressemblant en apparence à de la mousse, et qui en réalité se trouve être un mélange de bulles gazeuses et de grumeaux albumineux. De plus dans le liquide nagent une foule de grumeaux semblables. L'addition de l'acide nitrique ne les fait nullement disparaître. *Ce liquide est donc devenu très-albumineux.* (Nous devons ajouter que cette urine renfermait par elle-même une petite quantité d'albumine ; mais la quantité, contenue après son séjour dans la dissolution albumineuse, était au moins dix fois supérieure.)

Exp. II. — J'ai expérimenté de la même manière avec une urine *acide*, laquelle par le refroidissement laissait déposer une énorme quantité de granulations d'urates. Cette urine, non albumineuse, mais riche en urates, d'une densité de 1025, a produit les résultats suivants :

Le liquide, après 22 heures de séjour dans la dissolution albumineuse, était devenu légèrement alcalin, et de jaune foncé qu'il était, avait pris une teinte blanchâtre. Après avoir ajouté une goute d'acide acétique pour le rendre acide, la chaleur donnait immédiatement un coagulum, et l'on voyait flotter nombre de granulations qui ne se dissolvaient point par l'acide nitrique. Toutefois la *quantité d'albumine était environ moitié moindre* avec cette urine acide (urates et acide urique) qu'avec l'urine alcaline de l'exp. I. (Carbonate d'ammoniaque.)

Exp. II^r. — Même expérience a été faite avec une urine transparente, jaune pâle, conservant sa transparence malgré le refroidissement, faiblement acide (phosphate acide de soude), d'une densité de 1018 ; après 22 heures de séjour, l'urine était devenue alcaline. L'addition d'une goutte d'acide acétique la rendit acide, et la chaleur produisait *un précipité granuleux, moins abondant que le précédent* (Exp. II), précipité qui ne se dissolvait pas par l'acide nitrique.

Exp. IV. — Même expérience avec une urine pâle, transparente, conservant sa transparence malgré le refroidissement, très-faiblement acide (phosphate acide de soude), d'une densité de 1012.

Le résultat final fut le suivant. *Le précipité granuleux était extrêmement faible*, bien plus faible encore que dans l'exp. III.

En résumant ces quatre expériences, et considérant la force osmotique qui s'est opérée de la dissolution albumineuse vers le liquide urinaire, on arrive aux chiffres suivants. Prenons par exemple le chiffre 10 pour exprimer la quantité d'albumine qui s'est osmosée dans l'exp. I, nous aurons le chiffre 5 pour l'exp. II (densité de l'urine = 1025), le chiffre 3 pour l'exp. III (densité de l'urine = 1018), et seulement le chiffre 1 pour l'exp. IV (densité de l'urine = 1012).

Ces quantités numériques ne sont pas à coup sûr mathématiques ; elles ne sont qu'approximatives ; elles expriment simplement les diversités qui existent pour les courants osmotiques suivant les qualités du liquide urinaire, et elles ne l'expriment que pour l'albumine.

Mais injectons ces mêmes urines dans le tissu cellulaire des animaux ou de leurs muscles. Voyons comment elles vont se comporter avec les tissus organiques ; voyons si les résultats seront semblables et identiques. Nous relatons tout au long ces expériences, et leur exposé en dira bien plus que toutes les discussions auxquelles on pourrait se livrer.

Exp. I (*bis*). — Lapin gris de 3 mois environ, fort, vigoureux. On se sert de l'urine n° 1, alcaline, renfermant du carbonate d'ammoniaque quelques globules de pus, et quelques cristaux de phosphate ammoniaco-magnésien.

On lui fait dans les muscles du dos une injection brusque de 5 grammes d'urine.

On lui fait dans le tissu cellulaire sous-cutané de la cuisse gauche une injection brusque de 5 grammes d'urine.

On lui fait dans le tissu cellulaire de la cuisse droite une injection lente de 10 grammes d'urine, en ayant soin de presser le liquide à mesure qu'on l'introduit, de le niveler en un mot.

Le lendemain il paraît abattu ; le 2e et le 3e jour il présente le même état d'abattement. Sa vigueur est presque anéantie

On le tue au commencement du 4e jour; il était sur le point de périr.

Dos. On trouve un abcès creusé au milieu des muscles du dos, avec infiltration purulente de ces muscles, décollement des aponévroses et infiltration purulente du tissu cellulaire.

Cuisse gauche. A la cuisse gauche se voit une infiltration purulente du tissu cellulaire, non localisée, s'étant étendue à presque toute la cuisse.

Cuisse droite. L'infiltration purulente est beaucoup plus étendue encore. Elle n'est pas bornée à la cuisse, mais elle a gagné le sacrum et arrive jusqu'à l'aine. Forte odeur ammoniacale.

Exp. II (*bis*). — Lapin blanc, de 3 mois environ, fort,

rigoureux. On se sert de l'urine n° II, acide, jaune foncé, riche en urates, d'une densité = 1025.

On lui fait dans les muscles du dos une injection brusque de 5 grammes d'urine. Une partie en ressort, de sorte qu'en réalité l'injection est de 2 à 3 grammes seulement.

On lui fait dans le tissu cellulaire de la cuisse gauche une injection brusque de 5 grammes d'urine.

On lui fait dans le tissu cellulaire de la cuisse droite une injection lente de 10 grammes d'urine, en ayant soin de l'égaliser au fur à mesure de son introduction.

Il est trouvé mort au commencement du 5° jour.

Dos. Congestion intense de tout le tissu cellulaire sous-cutané correspondant à l'injection. Dans les muscles on constate une très-légère infiltration purulente, mais pas de décollement aponévrotique.

Cuisse gauche. On voit dans le tissu cellulaire une infiltration purulente, localisée, ne s'étendant pas loin.

Cuisse droite. L'infiltration purulente du tissu cellulaire existe sur toute la cuisse et a gagné le sacrum.

EXP. III (*bis*). — Lapin blanc, de 3 mois environ, fort, vigoureux. On se sert de l'urine n° III, acide, jaune pâle, d'une densité = 1018.

On lui fait dans les muscles du dos une injection brusque de 5 grammes d'urine, mais il en ressort une certaine quantité.

On lui fait dans le tissu cellulaire de la cuisse gauche une injection brusque de 5 grammes d'urine.

On lui fait dans le tissu cellulaire de la cuisse droite une injection lente de 10 grammes d'urine, en ayant soin de l'égaliser au fur et à mesure de son introduction.

Il est tué au commencement du 5° jour.

Dos. Il existe simplement de la congestion du tissu

cellulaire et une infiltration sanguine des muscles du dos ; mais il n'y a pas de pus.

Cuisse gauche. On trouve du pus infiltré dans le tissu cellulaire, en petite quantité, et tout à fait localisé.

Cuisse droite. L'infiltration purulente est étendue à toute la cuisse ; elle ne s'étend ni à l'aine, ni au sacrum.

Exp. IV (*bis*). Lapin blanc de 3 mois environ, fort, vigoureux. On se sert de l'urine n° IV, acide, pâle, transparente, d'une densité de $=$ 1012.

On lui fait dans les muscles du dos une injection brusque de 5 grammes d'urine.

On lui fait dans le tissu cellulaire de la cuisse gauche une injection brusque de 5 grammes d'urine.

On lui fait dans le tissu cellulaire de la cuisse droite une injection lente de 10 grammes d'urine, en ayant soin de l'égaliser au fur et à mesure de son introduction.

Il est tué au commencement du 5e jour.

Dos. Dans les muscles du dos on ne trouve qu'un peu d'infiltration sanguine, mais pas la moindre trace de pus.

Cuisses gauche et droite. Un peu de congestion du tissu cellulaire, mais pas la moindre trace de pus ou d'infiltration purulente

Ainsi voilà quatre urines, dont la première est alcaline et les autres acides. Chacune d'elles a agi différemment : l'urine n° I produisant une suppuration abondante, fétide, s'accompagnant de décollements aponévrotiques, en d'autres termes formant un véritable phlegmon diffus. Que de divergences pour les autres urines, qui cependant étaient toutes acides. L'urine n° II, dont le pouvoir osmotique était égal à 5, a également produit de la suppuration, mais cette suppuration était franche, nullement gangréneuse. De même pour l'urine n° III, ayant un pouvoir osmotique égal à 3, même suppuration franche. Quant à l'urine n° IV, son pouvoir osmotique représenté par 1, était si faible qu'elle n'a rien produit. Elle a été absorbée tout entière avec la plus grande facilité sans déterminer de courants exosmotiques. Jusqu'à un certain point elle peut être assimilée à l'eau qui s'endosmose d'ordinaire dans son entier sans amener la moindre suppuration, au moins dans les cas où les tissus sont sains.

A ne considérer que ces simples expériences faites avec l'urine acide, on voit qu'elles s'éloignent considérablement des idées qu'ont avancées MM. Simon et Menzel. Ces auteurs, se fondant en effet sur plusieurs injections pratiquées sur des chiens, ont exprimé cette opinion que l'urine acide ne produisait aucune espèce de suppuration, et qu'elle était toujours facilement résorbée.

Cette opinion, prise dans son sens absolu, ne peut être acceptée. L'urine acide est bien certainement moins dangereuse que l'urine alcaline par fermentation, mais de là à prétendre qu'elle est toujours résorbée sans produire de la suppuration, c'est ce que nous ne pouvons accepter, c'est ce que nos expériences démentent.

Je donne ici textuellement les conclusions de M. Menzel, et je placerai en regard quelques-unes de ses expériences, qui, à mon sens, démontrent l'inverse de ce qu'il prétend (1).

« 1° L'urine acide normale ne possède aucune propriété phlogogène ou septique et ne produit pas la gangrène, en vertu de sa constitution chimique.

« 2° Il est impossible d'obtenir par la voie expérimentale une gangrène qui dépende de la pression de l'urine infiltrée dans les tissus.

« 3° Les phlegmons gangréneux arrivent au périnée, comme dans toute autre région du corps, à la suite de contusions ou à la suite d'inoculation de matières septiques. »

(1) Je prie mon ami et collègue M. Maurel de vouloir bien accepter ici mes remercîments pour son obligeance à me traduire la *Gazette médicale italienne*. (Mars et avril 1870.)

Voici maintenant ses expériences :

« *a.* Le prépuce d'un chien noir fut fendu, et on introduisit dans l'urèthre un barreau de laiton relativement gros, droit et mousse à la pointe. Je perforai l'urèthre à la courbure sous-pubienne et arrivai jusque sous la peau. Cela fait, je liai le pénis du chien. Trois jours après, on sentait au périnée, au pénis et au scrotum une très-dure et très-douloureuse tumeur. La vessie était distendue. Le septième jour de l'opération, *toute la peau du périnée à gauche était gangrénée et déjà en partie tombée*. Des parties voisines, la pression faisait sortir du pus sanieux. Quinze jours après l'opération, le chien était guéri avec une petite fistule urinaire.

« *b.* Afin de mieux démontrer que c'est la contusion et la mortification des tissus qui, dans les lésions de l'urèthre, provoque la gangrène, je fis une fausse route avec un instrument aigu, évitant toute contusion. L'incision fut faite au niveau de la courbure sous-pubienne et arriva jusqu'à la peau du périnée. Pénis lié derrière le gland.

« Le lendemain, abattement du chien. Le périnée, le scrotum, le ventre jusqu'aux côtes, et les cuisses étaient fortement gonflées. La tumeur était modérément tendue au scrotum, élastique au périnée, ondulante à l'abdomen. Après quarante heures, le chien fut trouvé mort.

Autopsie faite au mois de juillet, plusieurs heures après la mort. *Un liquide roussâtre en quantité considérable*, presque clair, fut trouvé partout. Ce liquide était infiltré dans le tissu cellulaire sous-cutané et intra-musculaire pour les muscles. Ce liquide était alcalin, trouble, et renfermait des globules rouges et des cristaux de phosphate ammoniaco-magnésien. Il bouillonnait par l'addition d'acide acétique.

« Cette expérience démontre que même une très-vaste

quantité d'urine ne détermine ni gangrène, ni phlegmon, s'il n'y a pas eu de contusion préalable. »

Et c'est avec ces expériences que cet auteur prétend pouvoir affirmer que l'urine acide ne jouit d'aucune propriété phlogogène ! Leur simple lecture dément complétement son dire. Tout ce qu'elles peuvent lui permettre d'avancer, c'est que les urines acides lui ont donné trois séries de résultats : 1º la résorption dans la plupart des cas ; 2º de la suppuration dans deux cas ; 3º de la gangrène dans un autre cas.

Je tenais essentiellement à citer ces faits contradictoires, afin de montrer leur désaccord avec les conclusions, et je demande la bienveillance de mes juges pour cette longueur.

L'urine acide est moins grave, moins pernicieuse certainement que l'urine alcaline, surtout quand celle-ci est alcaline par fermentation, et qu'elle renferme par cela même des produits gazeux ammoniacaux, du carbonate d'ammoniaque, du sulfhydrate d'ammoniaque, etc. Mais, de là à son innocuité complète, il y a loin. En relatant deux des expériences de M. Menzel, on a pu voir que cela était faux. Si l'on veut lire maintenant les quelques expériences que j'ai faites à ce sujet, on verra que l'urine acide est loin d'être innocente. Si, dans quelques cas, je n'ai rien obtenu, dans la plupart il y a eu de la suppuration et même de la gangrène. Tout dépend des qualités de l'urine, de sa composition chimique. Ne connaissant pas exactement la composition élémentaire de chaque urine, nous regrettons de ne pas donner plus de précision.

Les expériences de Chossat, de Lehmann et de bien d'autres, ont démontré la variabilité de la composition des produits urinaires, suivant le moment du jour, suivant la nourriture, suivant les liquides ingérés, suivant la fatigue musculaire, suivant le travail intellectuel.

L'urée, l'acide urique, etc., sont en quantité plus ou
moins grande, et l'on peut dire, sans crainte d'être dé-
menti, qu'il n'y a pas une seule urine absolument semblable à elle-même. Sans vouloir entrer dans des détails
qui nous entraîneraient beaucoup trop loin, et qui du
reste ne sont pas de notre compétence, nous diviserons
les urines en trois catégories : les unes qui sont *riches en
sels*, les autres qui en renferment *une très-minime quantité*, et les troisièmes qui sont intermédiaires. Pour notre
part, nous croyons que les premières sont infiniment
plus à craindre. Ainsi, tandis que les urines qui sont
pauvres en sels ne détermineront rien ou presque rien,
une suppuration légère, les autres, riches en sels, amène-
ront au contraire de la suppuration, parfois même de la
gangrène.

Avant de donner l'exposé de nos expériences, nous
tenons à dire que l'injection d'*eau pure* ne nous a jamais
offert le moindre résultat suppuratif. Sur plusieurs de
nos animaux, nous faisions des injections d'eau compara-
tives du côté opposé, en la poussant avec force, soit dans
le tissu cellulaire, soit dans l'épaisseur des muscles, et
jamais nous n'avons vu apparaître la plus petite suppuration. Un peu de vascularisation, et c'était tout. Jamais
nous n'avons aperçu la moindre trace d'œdème.

Exp. V. — Lapin de 3 mois environ, fort, vigoureux.
On lui fait dans les muscles de la cuisse droite une injection brusque de 5 gr. d'urine acide pâle, ne déposant
pas par le refroidissement.

On lui fait dans les muscles de la cuisse gauche une
injection brusque de 5 gr. d'eau.

Deux jours plus tard, on lui fait sur les parois latérales
de l'abdomen une injection lente de 15 gr. d'urine acide,
riche en urates. L'injection est faite lentement, et on a
soin d'égaliser le liquide, de façon à le faire circuler dans
le tissu cellulaire.

Il est tué deux jours plus tard.

Dans les muscles de la cuisse gauche, on ne trouve rien (eau).

Dans les muscles de la cuisse droite (urine acide, pâle), on trouve un peu de pus infiltré au-dessous de l'aponévrose musculaire.

Sous la peau de la paroi antérieure de l'abdomen (urine acide, riche en urates), on trouve une infiltration purulente avec œdème de tout le tissu cellulaire d'alentour dans une zone de 5 à 6 cent. de diamètre.

Exp. VI. — Lapin de 2 mois environ.

On lui fait dans le dos une injection brusque de 5 gr d'urine acide, riche en urates.

On lui fait dans le pli de l'aine, à droite, une injection brusque de 3 gr., et, à gauche, une injection lente de 2 gr.

Quatre jours plus tard, on lui fait dans le dos une nouvelle injection brusque de 5 gr. d'urine.

Le lendemain, il est trouvé mort. En disséquant au niveau du dos, on voit une infiltration purulente de tous les muscles de la masse sacro-lombaire avec une foule de points gangrénés. Ils sont séparés les uns des autres par cette même infiltration purulente. A la partie supérieure, elle s'étend jusqu'aux côtes, qui, sans être prises d'une façon appréciable, n'en ont pas moins laissé l'infiltration atteindre la plèvre. Il existe une pleurésie pseudo-membraneuse et du liquide purulent dans la cavité. Les poumons sont noirs, gorgés de sang qui semble s'être extravasé, mais ils crépitent encore.

Dans les plis de l'aine on ne trouve rien.

Exp. VII. Lapin de 2 mois environ.

Même série d'injections que pour le précédent et avec la même urine. Il survit.

De plus, cinq jours après, on lui fait à la partie antérieure de son épaule, à droite, une injection avec 5 gr. de son urine, et, à gauche, une injection d'eau de 5 gr.

On le tue trois jours plus tard. Dans les endroits de la première série d'injections, on ne trouve plus que de la vascularisation intense, avec un peu de pus infiltré, mais en très-minime quantité.

Vers l'épaule gauche (eau), il n'y a rien, ni injection, ni abcès, ni pus infiltré.

Vers l'épaule droite (urine alcaline du lapin), se voit une infiltration purulente de tout le tissu cellulaire de la région.

Les résultats que nous avons obtenus sont les mêmes que ceux de M. Menzel; seule l'interprétation est différente. A l'inverse de cet auteur, nous croyons que l'urine acide est nuisible, et que cette nocuité provient surtout de la quantité de sels qui s'y trouvent contenus. De cette quantité, en effet, résultent des phénomènes osmotiques différents, et par suite des conséquences variables.

On pourrait peut-être objecter que ces injections ont été faites sur des lapins, dont l'urine est normalement alcaline par le carbonate de chaux qu'elle renferme, et l'on pourrait ajouter que l'urine acide pour ces animaux peut être assimilée à de l'urine alcaline vis-à-vis des animaux qui l'ont naturellement acide. Cette objection, nous l'avons prévue, et si l'on veut bien lire les expériences que nous avons faites à ce sujet, on verra qu'elles abondent tout à fait dans notre sens. Elles sont un apport nouveau en faveur de l'idée que nous défendons, à savoir que l'urine est plus ou moins nuisible suivant la quantité de sels qu'elle contient.

L'urine des lapins est alcaline, toujours alcaline, et cela tient à son genre de nourriture végétale. De plus elle renferme une très-grande quantité de sels qui, se précipitant sous forme de granulations, lui donnent un aspect trouble, blanc jaunâtre. Injectée dans cet état, elle a toujours produit de la suppuration, et même dans un cas de la gangrène. Injectée après filtration, c'est-à-dire après séparation des granules de carbonate de chaux, elle a également produit de la suppuration.

Exp. VIII. — Lapin de 3 mois environ.

On lui fait dans les muscles du dos un injection brusque de 5 gr. de son urine, et dans le tissu cellulaire souscutané de la partie latérale de l'abdomen une autre injection de 5 gr. Du côté opposé, injection de 5 gr. d'eau.

Il est tué deux jours après. On ne voit rien du côté de l'injection d'eau, si ce n'est un peu de vascularisation légère du tissu cellulaire. Dans les muscles du dos existe une infiltration purulente dans une étendue de 5 à 6 cent. On trouve également du pus infiltré et collecté en un point dans le tissu cellulaire au niveau de l'injection d'urine.

Exp. IX. — Lapin de 3 mois environ.

Injection sous la peau du dos, à gauche, de 5 gr. de son urine ; à droite, de 5 gr. d'eau.

Trois jours après, injection dans les muscles de la cuisse, à droite, de 5 gr. de son urine ; à gauche, de 5 gr. d'eau.

Deux jours plus tard, l'animal offre un grand état d'abattement, et la cuisse droite est paralysée ; elle offre au toucher un gonflement considérable.

Il est tué. Sous la peau du dos, on ne trouve rien à droite, et à gauche seulement vascularisation exagérée (urine). Pour la cuisse gauche, rien. Pour la cuisse droite (urine), il y a un œdème déjà trouble, qui remonte du côté du dos, gagnant les parties latérales du corps et la paroi antérieure de l'abdomen. Toute la jambe est également envahie. Du pus se trouve infiltré dans tous les interstices des muscles de la cuisse. Le nerf sciatique est enveloppé par le pus. Les muscles sont gonflés, blanchâtres, indurés, et offrent eux-mêmes une infiltration purulente.

Exp. X. Lapin de 3 mois environ.

Même série d'injections que pour le précédent.

De plus, on lui fait à la partie antérieure de l'épaule, à droite, une injection de 5 gr. d'eau ; à gauche, une injection de 5 gr. de son urine filtrée, privée de granulations de carbonate de chaux.

Il est tué au commencement du sixième jour.

Toutes les injections d'eau n'ont laissé aucune trace. Toutes les injections d'urine non filtrée et filtrée ont amené de la suppuration qui, cette fois, a été localisée, et n'avait aucune tendance à gagner les parties voisines.

Exp. XI. — Lapin de 3 mois environ.

Injection dans le tissu cellulaire du dos, à gauche, de 5 gr. de son urine ; à droite, de 5 gr. d'eau.

Injection de 3 gr. de son urine dans les muscles de la cuisse droite.

Injection dans le tissu cellulaire de l'épaule droite de 5 gr. de son urine filtrée.

Il est tué cinq jours après. A gauche, sur le dos, on trouve du pus amassé dans le tissu cellulaire, gros comme une lentille, en voie de se résorber. — Dans les muscles de la cuisse droite, on voit une infiltration purulente légère et un décollement limité des espaces intermusculaires. — Dans le tissu cellulaire de l'épaule droite se voit un abcès circonscrit.

Cette urine alcaline, que nous avons employée, n'est pas une urine pathologique ; c'est celle du lapin injectée sur lui-même tout aussitôt après son émission. Même dans ces conditions, elle a été nuisible à l'animal.

La conclusion à laquelle nous nous arrêtons est donc la suivante pour l'urine qu'on peut considérer comme normale, alors qu'elle se trouve injectée sur des animaux sains.

L'urine physiologique, acide chez l'homme, alcaline chez le lapin, est loin d'être innocente.

Elle peut être innocente, si elle est transparente, limpide, faiblement acide, et ne renferme qu'une très-faible quantité de sels. Elle est nuisible au contraire, et toujours nuisible, quand elle se trouve riche en sels. Dans ce dernier cas, elle détermine de la suppuration, pouvant aller jusqu'à la gangrène.

Voyons maintenant ce que va nous donner l'urine alcaline par fermentation. Là nous sommes pleinement d'accord avec M. Menzel, et l'unanimité des résultats et de l'interprétation est une garantie de certitude. M. Menzel prenant de l'urine et la laissant putréfier, a vu qu'elle déterminait toujours de la suppuration et de la gangrène. Voulant de plus savoir si c'était aux vibrions ou aux autres produits putrides qu'il fallait le rapporter, il a filtré cette urine pour retenir les vibrions, et même dans ces cas il a obtenu la purulence et la gangrène. Il est vrai que l'urine dont se servait M. Menzel était artificielle, décomposée par fermentation après un long séjour à l'air. On pourrait donc lui objecter, et avec juste raison, que cela ne se passe pas ainsi dans la nature, et quelques esprits critiques pourraient peut-être nier la valeur de ses résultats. J'ai dû répéter ces expériences en me plaçant dans des conditions plus naturelles. De l'urine alcaline venant d'être évacuée par les malades, je la prenais et je l'injectais à des lapins. Eh bien, dans tous les cas les résultats ont été concordants : il y a eu purulence, gangrène ou tendance à la gangrène.

Exp. XII. — Lapin de 3 mois environ.

L'urine injectée est une urine alcaline fétide, qui

noircit la sonde d'argent. Injection dans le dos de 5 gr. d'urine.

Au troisième jour on sent une crépitation gazeuse. — Du côté opposé on lui fait une autre injection de 5 gr. dans le tissu cellulaire.

Le lendemain, l'animal est abattu ; il n'a aucune vigueur. On le tue.

Vers la première injection on voit un liquide sanieux, sanguinolo-purulent. Vers l'omoplate, du pus se trouve infiltré dans tout le tissu cellulaire sous-cutané. Les muscles sous-jacents à l'omoplate sont disséqués et infiltrés de pus, et les muscles sacro-lombaires sont eux-mêmes infiltrés de pus.

` Vers la deuxième injection, qui date de 32 heures, le tissu cellulaire présente déjà de la suppuration dans une zone large comme deux pièces de 5 fr.

Exp. XIII. — Lapin de 3 mois environ.

L'urine injectée est alcaline, fétide, à odeur ammoniacale, noircit la sonde d'argent.

C'est une urine d'un autre malade, quoique présentant des caractères communs.

Même série d'injections que pour le précédent.

Il est trouvé mort le sixième jour.

Vers les deux injections on a trouvé du pus infiltré ; mais de plus, du côté de la première, il y avait une suppuration diffuse, avec gangrène s'étendant le long des parois abdominales, et venant rejoindre le pli de l'aine, qui lui-même était suppuré.

Exp. XIV. — Lapin de 3 mois environ.

L'urine est faiblement alcaline ; acide au moment de son émission ; elle était alcaline deux heures plus tard, et renfermait des cristaux de phosphate ammoniaco-magnésien.

Même série d'injections que précédemment.

On le tue neuf jours après, et on trouve du pus collecté sous forme de masses, sous forme de noyaux de la grosseur d'une noix ou d'une aveline. Vascularisation du tissu cellulaire tout autour des abcès.

La conclusion à en tirer est donc que *l'urine alcaline par décomposition est très-dangereuse, amenant par elle-même la suppuration et la gangrène.*

§ III. — *Conditions relatives à la quantité d'urine et à sa force de propulsion.*

Si nous réunissons dans le même paragraphe ces deux conditions, c'est que le plus souvent elles se trouvent réunies, c'est qu'elles sont en quelque sorte la conséquence l'une de l'autre. Il est en effet difficile de concevoir comment une grande quantité de liquide pourrait s'accumuler dans le tissu cellulaire, et former une véritable poche urineuse sans une grande puissance de propulsion. A part le cas où l'urine viendrait à s'infiltrer dans un tissu cellulaire lamelleux, nous croyons le fait impossible. A part la région antérieure de la vessie, où existe une véritable bourse séreuse (cavité de Retzius), et où par conséquent une collection de liquide peut s'amasser, nous ne pouvons la comprendre dans une autre partie du tissu cellulaire.

Mais puisque l'une de ces deux conditions peut se trouver isolée, nous avons à l'examiner et voir si ce fait d'une notable quantité d'urine accumulée sans bruit, va donner une gravité moindre. A diverses reprises, comme on a pu le voir dans nos expériences, nous avions injecté une certaine quantité d'urine dans le tissu cellulaire des lapins, avec une très-grande lenteur, en ayant soin d'égaliser le liquide au fur et à mesure de son introduction, et les résultats auxquels nous sommes arrivés ne sont nullement différents de ceux qui nous ont été fournis par la qualité de l'urine. La suppuration est toujours survenue dans le cas d'urine acide ou alcaline, alors que celle-ci se trouvait riche en sels, et jouissait d'un pouvoir osmotique considérable. La suppuration et la gangrène se sont produites dans le cas d'urine alcáline par décomposition ammoniacale. Enfin, absence complète de symptômes lorsque l'urine acide ne renfermait qu'une très-minime quantité de sels.

Nous citons ici une observation où l'urine s'est accumulée dans la cavité de Retzius, sans amener grande réaction, car c'est à peine s'il y a eu suppuration. Cette collection urineuse, qui s'est formée à la suite d'une simple déchirure de la partie supérieure du canal vers le col vésical, a pu séjourner plusieurs jours dans les tissus sans amener de gangrène.

OBSERVATION III.

Collection urineuse développée dans la région vésicale antérieure. — Ouverture. — Guérison. (Due à l'obligeance de mon collègue et ami Homolle.)

Maire (Jean), âgé de 37 ans, peintre en bâtiments, entre le 6 avril 1869 à l'hôpital Lariboisière, dans le service de M. Verneuil.

Ce malade n'a jamais eu d'accidents saturnins. D'une santé parfaite jusqu'à ce jour, il n'accuse d'autre maladie antérieure que deux ou trois écoulements uréthraux fort légers, qui ont disparu rapidement. Il dit aussi avoir été pris de rétention d'urine passagère plusieurs fois à la suite d'excès de café. C'est dans ces mêmes circonstances qu'il fut pris d'une nouvelle rétention d'urine le 3 avril. Vers onze heures, il prit un grand verre de café à la suite de son déjeuner, puis retourna à son travail. Bientôt il fut pris de besoins d'uriner qu'il ne put satisfaire malgré de grands efforts, et ressentit de vives douleurs dans le bas-ventre. Ces douleurs le forcèrent quelques heures plus tard à quitter son travail, et rentré chez lui il se mit au lit.

Quatre jours après il se rend à l'hôpital. M. Verneuil constate à la région hypogastrique une tumeur médiane, ovoïde, qui remonte jusqu'à l'ombilic. La peau de toute cette région est rouge, chaude. La verge, les testicules ne sont pas douloureux ; la pression exercée sur les reins ne détermine aucune douleur. Le malade affirmant qu'il urine seul, on suppose qu'il urine par regorgement. Prenant alors une bougie filiforme, on l'introduit jusque dans la vessie, et on lu donne un bain prolongé.

Le 9 avril. On remplace la petite bougie par une sonde de petit calibre, laquelle laisse écouler l'urine goutte à goutte. Malgré la sonde, la saillie du bas-ventre persiste toujours, et cependant l'urine de vingt-quatre heures qui a été recueillie est de 1,500 grammes.

Le 10. La rougeur cutanée du bas-ventre a augmenté d'intensité et d'étendue ; il y a même un peu d'œdème. La peau est chaude, le pouls à 110.

Le 11. L'état général est assez bon, le pouls à 92, la peau à peine chaude. La rougeur cutanée s'est amoindrie et elle est moins étendue ; il semble y avoir une détente des phénomènes inflammatoires.

Le 12. Même état général satisfaisant ; la tumeur médiane persiste toujours, et la sonde restée à demeure laisse écouler goutte à goutte une urine limpide.

Le 14. Il survient un érysipèle de la face ; le ventre est spontanément douloureux, sensible à la pression. Il y a de la fièvre, pouls à 104, soif vive, appétit nul.

Le 16. L'état général a empiré ; l'excrétion des urines s'est presque suspendue, à peine s'en est-il écoulé une centaine de grammes durant la nuit. Le ventre est ballonné, douloureux ; l'empâtement de la région s'est accru.

Le 17. M. Verneuil croit pouvoir affirmer qu'il s'agit d'une collection d'urine qui s'est faite dans le tissu cellulaire lâche de la région anté-vésicale, et il se décide à faire son ouverture.

Le malade est endormi avec le chloroforme. Une incision de 5 cent. est faite sur la ligne médiane, un peu plus près du pubis que de l'ombilic. M. Verneuil divise lentement les divers plans qui composent la paroi abdominale, arrive enfin sur la ligne blanche, qui crie en cédant sous le bistouri. A peine l'aponévrose est-elle sectionnée, qu'il s'échappe un jet de liquide d'un jaune brun sale, mélangé de gaz, et exhalant une forte odeur d'urine. C'était de l'urine à peu près pure mêlée de pus en petite quantité, et de cette matière filante analogue à celle qu'on retire par le cathétérisme de la vessie des malades atteints de catarrhe vésical. *Il s'en écoula un litre et demi environ.* Avec ce liquide on put faire aisément du nitrate d'urée et de l'oxalate d'urée.

Le doigt porté dans la plaie reconnaît une vaste poche, assez mal délimitée, à parois tomenteuses. On place dans son intérieur deux tubes à drainage qui servent à faire des injections nombreuses avec du liquide chloruré.

Le 18 L'urine s'écoule par la plaie, et il n'en sort pas une goutte par l'urèthre. L'état général s'est considérablement amélioré. Les lavages, sont faits plusieurs fois par jour.

Le 24. Le malade commence à uriner par son canal.

Le 30. La plaie se déterge complétement; ses bords sont recouverts de nombreuses granulations.

6 mai. Le malade urine volontairement sans sonde. La plaie, très-granuleuse, se rétrécit de jour en jour. La suppuration est de bonne nature.

Le mieux s'accentue; l'appétit revient, les forces se récupèrent, la plaie se ferme, et le malade sort complétement guéri vers le 30 mai.

Ce fait peut aujourd'hui recevoir son interprétation, et pour notre part nous n'hésitons pas à déclarer que les urines de ce malade devaient être limpides, transparentes, peu chargées de sels, et que d'autre part ses tissus étaient sains.

Sortons de ces cas rares pour rentrer dans ceux que l'on voit habituellement. En général, la quantité du liquide infiltré est subordonnée à sa force de propulsion. La vessie plus ou moins hypertrophiée expulse avec une force proportionnelle le liquide contenu dans sa cavité. Au début, cette puissance se trouve jusqu'à un certain point annihilée par le fait de la rupture de la muqueuse. Mais celle-ci une fois produite, le liquide pourra être lancé au loin, et suivant la puissance de l'organe expulseur, arriver à une distance plus ou moins grande. Dans ces cas, la grandeur de l'infiltration sera subordonnée elle-même à la qualité des tissus, comme nous le dirons plus loin. Si le tissu cellulaire est sain, s'il est résistant, le liquide urinaire, malgré la force avec laquelle il sera lancé, ne pourra pas se propager bien avant; il déchirera les mailles du tissu, et se collectera. S'il se trouve altéré, il n'y aura pas de limites pour sa filtration, et dans ces conditions il ne sera pas rare de le voir arriver aux aines, et gagnant les parois latérales de l'abdomen, remonter jusqu'à l'aisselle.

Nous nous bornons à ces simples considérations pour le moment, nous réservant d'y revenir plus au long dans le paragraphe suivant, où nous parlerons des tissus.

§ IV. — *Conditions relatives à l'état de l'organisme.*

L'état de l'organisme, voilà la grande cause qui va déterminer des résultats si divers, qui va imprimer à chaque cas un caractère particulier.

« Prenez l'homme depuis les premiers moments de son existence jusqu'à la décrépitude de la vieillesse, vous le voyez passer par une foule d'états intermédiaires, que séparent des nuances insensibles. Ce n'était d'abord qu'une simple agrégation de molécules, sans formes apparentes ; bientôt les parties s'isolent, se dessinent, [des rudiments d'organes commencent à poindre ; le tout grandit, se développe ; l'individu est formé, il vit. Pendant un certain nombre d'années, l'économie se maintient dans un parfait équilibre. Mais attendez quelques lustres, déjà la scène change. Ce n'est plus cette vigueur, cette plénitude de fonctions organiques ; la nutrition languit, les tissus s'atrophient, tous les rouages de la machine humaine semblent usés ; ne demandez plus quel est l'appareil malade, mais bien celui qui est encore sain. »

Cette citation de Magendie nous fait supposer par avance toute la variabilité qui doit s'ensuivre à chaque infiltration d'urine dans les tissus. Comment vont se comporter les tissus de l'enfant au contact de ce liquide, et ceux de l'adulte ou du vieillard ? Depuis longtemps déjà on a reconnu toute la différence qui existait, et les auteurs ont assigné à chacun de ces états une marche spéciale. Il y a une pathologie de l'enfance, tout comme il y a la pathologie de la vieillesse. Pour un trauma-

tisme identique, non-seulement les lésions diffèrent,
mais aussi les symptômes, la marche ainsi que les terminaisons.

Nous ne voulons pas faire de la paraphrase ; nous dirons donc simplement que toutes les fois que l'organisme
sera sain, l'urine se comportera de la façon que nous
avons indiqué. Que si au contraire l'organisme vient à
être malade, il n'en sera plus de même.

M. Cl. Bernard a autrefois exprimé cette idée : la facilité de la suppuration, lorsque le sujet se trouvait affai-
bli par le fait de la maladie. En sectionnant le grand
sympathique, cet illustre physiologiste arrivait à produire la suppuration chez des animaux affaiblis, tandis
qu'une vascularisation exagérée était le seul résultat
obtenu chez les animaux vigoureux. Cela se voit tous les
jours dans les hôpitaux : tel individu suppure indéfiniment, tandis que celui d'à côté guérit avec une rapidité
surprenante.

Les causes générales de l'affaiblissement sont innom-
brables : le travail exagéré, la nourriture insuffisante, le
séjour dans une atmosphère viciée, l'abus de l'alcool en
sont les causes les plus habituelles. Insister ici sur ce
point serait superflu ; qu'il me suffise de les signaler.

Je désire toutefois appeler plus particulièrement l'attention sur le point suivant : l'altération générale de
l'économie se produisant soit dans le sang, soit dans les
tissus, à la suite d'une lésion locale de l'urèthre, altération ayant son contre-coup dans les liquides excrétés, le
liquide urinaire, par exemple. Un individu bien portant, très-vigoureux, du reste, vient à faire une chute
sur le périnée. Comme conséquence, il s'ensuit une rupture complète de l'urèthre. Les deux bouts s'écartent l'un
de l'autre, et il se forme une cicatrisation isolée. Le cours
de l'urine se rétablit, mais très-incomplétement, et une
difficulté de la miction persiste, difficulté qui s'accroît

de jour en jour. Cette lésion, d'abord toute locale, portant uniquement sur le canal de l'urèthre, ne tarde pas
à s'étendre. La vessie, ne pouvant évacuer toute l'urine
qu'elle reçoit, se laisse distendre. Cette distension s'ac-
compagne à son tour d'épaississement des parois, sorte
de lutte de cet organe contre l'obstacle qui devient de
plus en plus considérable. L'urine arrivant sans cesse
par les uretères, et trouvant son réservoir plein, s'accu-
mule à son tour dans ces conduits, ainsi que dans les
bassinets et les calices, dilate successivement chacune de
ces parties, et arrive peu à peu à établir une véritable
compression sur les papilles rénales. Une distension de
tous ces conduits excréteurs, puis un épaississement de
leurs parois se produisent inévitablement. Toutes les
parties constituantes des reins se trouvent désormais
soumises à une double compression, compression venant
du sang qui y arrive par ondées à chaque systole car-
diaque, compression venant de l'urine qui séjourne
constamment dans les calices et le bassinet, et ne peut
s'écouler que très-difficilement.

Durant un certain temps l'équilibre se maintient; des
sécrétions supplémentaires ont lieu pour aider à celles
de l'organe rénal; mais arrive un moment où l'économie
commence à s'altérer, et dès ce moment vont apparaître
des phénomènes nouveaux. Le rein, qui jusque-là avait
pu résister, va lui-même s'enflammer. Des abcès se formeront dans son épaisseur, lesquels s'ouvriront et seront
éliminés avec l'urine. Une véritable néphrite chronique,
avec des poussées aiguës, se manifestera. Dans ces conditions l'organisme s'altérera de plus en plus, l'individu
ira rapidement s'affaiblissant, et ne tardera pas à arriver
au dernier terme de la vie.

Si nous considérons chacune des phases que nous venons d'étudier, il nous sera facile de comprendre que,
dans la première, l'urine en contact avec les tissus pourra

être innocente, séjourner au milieu d'eux sans y produire aucune inflammation, en d'autres termes former une poche urineuse. Dans la seconde phase, ou phase d'équilibre, les tissus auront une certaine tendance à s'enflammer, mais ils pourront encore résister. Enfin, à la troisième phase, ou phase cachectique, ils suppureront avec la plus grande facilité, et l'urine, venant à s'infiltrer dans leur intérieur, amènera partout sur son passage la suppuration et la gangrène.

Sous l'influence de cet affaiblissement général de l'organisme, qu'il soit spontané par le fait de la vieillesse, ou qu'il soit acquis par le fait d'une cause générale, ou d'une cause locale retentissant sur le reste de l'économie, que deviennent les tissus, que devient l'urine sécrétée ?

a. Tissus. — Bichat l'a étudié, et l'a dit pour le tissu cellulaire : « Le tissu cellulaire éprouve une sorte de flétrissement chez le vieillard. Il perd ses forces vitales : De là sa laxité et son relâchement qui ne lui permettent plus de soutenir la peau comme à l'ordinaire. Cette laxité générale, cette sorte de flaccidité sont constamment l'apanage de la vieillesse, chez les individus mêmes dont les excès en tous genres, ou bien la disposition primitive ont rendu le dernier âge très-précoce. »

En veut-on une preuve encore plus probante ? C'est la facilité qu'a le tissu cellulaire à se laisser infiltrer par les gaz chez certains individus dont la constitution est détériorée. Il n'y a personne qui n'ignore la gravité des fractures compliquées, s'accompagnant d'emphysème. Ce n'est pas l'emphysème qui leur donne cette gravité, mais bien l'état général du sujet, qui est lui-même révélé par l'infiltration de l'air dans le tissu cellulaire. Qu'on essaye de produire de l'emphysème chez les enfants, dit Bichat, et l'on verra la difficulté qu'il y a à le produire.

On verra de petites tumeurs gazeuses apparaître, mais l'air ne s'infiltrera pas au loin.

Cette altération du tissu cellulaire, qui se révèle par la facilité à laisser l'air s'infiltrer dans ses aréoles, se révélera de même pour l'infiltration d'urine. Sain, il arrêtera en quelque sorte l'urine, malgré la force avec laquelle elle sera poussée. Altéré, il laissera l'urine s'infiltrer sous l'influence de la plus légère pression.

Et ce n'est pas seulement le tissu cellulaire qui se trouve modifié dans sa texture, dans ses propriétés, mais tous les autres tissus, le tissu musculaire, le tissu vasculaire, etc. Je prends ce dernier et je rappelle ces altérations bien connues qui sont le fait de l'alcoolisme. Les lésions athéromateuses sont facilement visibles sur la tunique interne des vaisseaux de gros calibre et de moyen calibre; mais pour n'être pas aussi aisément appréciables sur les capillaires, elles n'en doivent pas moins exister. Il serait en effet bien étonnant que l'alcool, qui peut agir sur des tissus à texture plus dense, fut innocent pour ces faibles membranes capillaires. Si l'anatomie pathologique n'a pu les démontrer, le raisonnement les poursuit jusqu'à la dernière limite, et permet de comprendre jusqu'à un certain point ces modifications de symptômes qui vont apparaître.

M. Verneuil a depuis longtemps insisté sur la longueur de la suppuration, sur son abondance, sur la facilité de la gangrène à la suite de traumatismes chez les alcooliques. Il en sera évidemment de même à la suite de l'infiltration d'urine. Ce sera une cause adjuvante pour le développement de ces symptômes graves.

Le sang et les autres tissus se trouvent altérés au même titre; ce que nous ignorons encore, c'est la mesure de cette altération, c'est sa nature intime.

La nutrition des tissus chez les tuberculeux est très-affaiblie, et chaque jour dans les hôpitaux il est fréquent de voir des trajets fistuleux persister indéfiniment. Mais il ne faut point oublier que chez les tuberculeux une atrophie de tous les organes se produit au fur et à mesure du développement de la tuberculose; de sorte que les infiltrations urinaires seront moins intenses chez eux, si même elles arrivent à se produire.

La leucocythémie, le diabète, la scrofule, qui représentent des altérations profondes du sang, donneront à coup sûr une physionomie spéciale à l'infiltration.

b. Urine. Les produits sécrétés révèlent en quelque sorte l'état de notre organisme. Leur décomposition plus ou moins rapide indique la force ou la faiblesse de notre économie. Prenons des exemples, et montrons la réalité de ce fait que nous avançons. La salive à l'état normal est alcaline. Eh bien, à la période ultime de certaines maladies, ne change-t-elle pas de nature, ne passe-t-elle pas à l'état acide? Le champignon du muguet, qui ne peut croître et se développer que dans un milieu acide, peut dès lors apparaître, et ce signe est souvent l'indice précurseur de la fatalité.

Le pus louable offre lui aussi une réaction alcaline. Son odeur est légèrement fade. Qu'on vienne à l'examiner, alors que le malade a eu des frissons, et on le trouvera constamment acide, à odeur souvent fétide. Ces faits sont péremptoires et connus de tout le monde.

Si maintenant nous nous reportons au liquide urinaire qui est notre objectif, nous voyons les mêmes phénomènes se produire. Ce liquide, à réaction naturellement acide, peut voir cette réaction complétement changer sous l'influence d'un affaiblissement général. A la suite d'une perte considérable de sang, l'urine deviendra alcaline, et persistera dans cet état un certain nombre de jours.

Souvent même il se produira une décomposition beaucoup plus hâtive, et par décomposition nous entendons parler surtout de ces urines à odeur fétide. Si au moment même de leur expulsion vésicale, ces urines possèdent encore une réaction acide, elles ne tardent pas au simple contact de l'air à prendre des caractères de décomposition, odeur fétide; réaction alcaline. Du carbonate d'ammoniaque, du sulfhydrate d'ammoniaque, ou autres produits analogues se formeront, et donneront à l'urine des propriétés complétement différentes. Un vieillard atteint de rétention se présente, il n'a pas uriné depuis vingt-quatre ou trente-six heures, par suite d'une congestion prostatique. On le sonde, son urine est acide. Cette même urine une heure plus tard est devenue alcaline, en même temps qu'elle a pris une odeur plus ou moins fétide. Au nouveau cathétérisme qu'on va pratiquer, il sera très-fréquent de voir son urine alcaline et ammoniacale au sortir même de la vessie. Cela se comprend aisément du reste. Lors du premier cathétérisme il s'est introduit par la sonde elle-même une certaine quantité d'air, lequel, séjournant dans la cavité vésicale, a décomposé l'urine au fur et à mesure de son arrivée.

Examinez encore l'urine d'un individu cachectique, (cancer par exemple) et il vous sera facile de voir la rapidité de ces phénomènes de décomposition.

Que dans une urine à tendance vers cette décomposition, on ajoute un peu de sang, et tous ces phénomènes d'oxydation seront encore plus exagérés. Ainsi voilà une urine dont je fais deux parts. Dans l'une d'elles j'y ajoute un peu de sang, et quelques instants après sa nature sera devenue tout à fait différente, tandis que l'autre ne changera qu'un peu plus tard. Cela nous explique l'odeur spéciale que prennent les urines des individus porteurs d'un cancer dans un point des voies urinaires. A la période cachectique ces urines sont souvent mélangées à du sang, et elles prennent une odeur nauséabonde.

Les urines mélangées à du pus ont pour ainsi dire la caractéristique de se décomposer rapidement, ce fait vulgaire peut se voir chaque jour dans tous les catarrhes de la vessie.

A tous ces faits je désire encore en ajouter un autre qui est des plus importants, c'est celui énoncé dans la leçon Brownienne. M. Brown-Séquard, dans une leçon faite à Londres, leçon rédigée et publiée en mémoire, dans le journal de Physiologie de l'homme et des animaux, a démontré la décomposition extrêmement rapide de tous les tissus de l'organisme, chaque fois que les individus étaient morts à la suite d'une grande fatigue musculaire. Cela est vrai pour les tissus, et aussi pour les produits excrétés. Nous ne craignons pas de l'affirmer pour le liquide urinaire. Examinez en effet l'urine d'individus qui ont eu des frissons violents, et vous serez frappé de leur décomposition rapide, de leur changement d'odeur et de réaction. Ainsi une urine, acide par l'acide urique et les urates, qui d'habitude reste plusieurs jours avant de passer à l'état alcalin, perdra ce caractère au bout de quelques heures, et son odeur sera fétide.

Ceci admis, voilà maintenant le côté pratique. Le liquide urinaire dans certaines conditions a une tendance extrême à se décomposer, à passer à l'état alcalin. Or, nous avons vu en étudiant les qualités de l'urine que si l'état acide pouvait produire la suppuration, l'état alcalin, par suite de la formation de produits ammoniacaux, le produisait forcément, et de plus amenait souvent la gangrène. Il en résulte que si l'urine passe à l'état ammoniacal au sein des tissus, ces phénomènes graves pourront se développer. Ce point est sans doute difficile à déterminer. On le prévoit, on en comprend sa possibilité d'après les phénomènes de décomposition qui s'opèrent au contact de l'air, et on en fait l'application directe aux tissus.

FAITS CLINIQUES.

Nous voici arrivés aux faits cliniques. Si les conditions que nous venons d'envisager isolément, une à une, nous ont paru claires et compréhensibles, en sera-t-il de même lorsque plusieurs d'entre elles vont se trouver réunies et former par leur association un mélange plus ou moins confus. Va-t-il nous être permis d'isoler à nouveau chacune de ces conditions, et de montrer ce qui doit être rapporté à l'une et ce qui est le fait d'une autre. Nous n'oserions certainement pas l'affirmer dans l'état actuel de nos connaissances. Au reste notre but n'est pas d'examiner toutes les observations publiées et existant dans la science, mais d'en publier un certain nombre qui venant à l'appui des idées que nous soutenons en seront la consécration. Ces idées peuvent se résumer dans les propositions suivantes.

1o *Les poches urineuses n'existent et ne peuvent exister qu'autant que les tissus soient sains, et que le liquide urinaire lui-même ait un faible pouvoir osmotique.*

2° *Les abcès urineux se produisent chaque fois qu'une faible quantité d'urine passe dans le tissu cellulaire sous-muqueux, à la condition que ce liquide soit riche en sels acides ou alcalins.*

3° *L'infiltration urineuse résulte d'abord d'une hypertrophie vésicale qui puisse expulser avec force le liquide urinaire. Elle sera de moyenne intensité si le liquide est acide. Elle atteindra des proportions considérables, au contraire, si le liquide est alcalin par décomposition ammoniacale, ou bien si l'organisme lui-même est altéré.*

4° Pour la démonstration de la première proposition, nous citons tout d'abord une observation des plus remarquables, car à elle seule elle pourrait les démontrer toutes trois. Nous en avons déjà parlé à propos de l'altération générale de l'économie résultant d'une lésion locale, et nous l'avions divisée en trois phases. Dans la première, l'organisme est sain (poche urineuse). Dans la seconde ou phase d'équilibre, l'organisme commence à s'altérer (poussées inflammatoires du côté de la poche). Dans la troisième enfin, l'organisme est altéré (infiltration urineuse).

OBSERVATION IV.

Rétrécissement traumatique. Poche urineuse consécutive. Uréthrotomie interne. Néphrite suppurée. Infiltration urineuse. — Mort.

Laurent (François), âgé de 32 ans, tisseur, entre à la salle Saint-Vincent, dans le service de M. Guyon, le 20 octobre 1871.

Il s'agit d'un individu vigoureux, de bonne constitution, ayant toujours habité la campagne, et n'ayant eu aucune maladie. Au mois de novembre 1870, il est tombé à cheval sur le périnée, sur un des morceaux de bois qui forment la charpente d'un plancher. Vive douleur et pissement de sang pendant cinq jours environ.

Après l'accident, il a commencé à uriner plus souvent et à uriner dans son pantalon. Peu à peu, il a vu se développer une tuméfaction au niveau du périnée et dans le trajet du scrotum.

A son entrée à l'hôpital, on constate qu'il ne vide pas sa vessie. Epaisse et résistante sous le doigt, elle remonte jusqu'à deux travers de doigt au-dessous de l'ombilic. La poche urineuse semble être une simple dilatation de l'urèthre, dans sa portion périnéale et scrotale. Elle offre dans toute sa longueur le diamètre d'un boudin. Lorsqu'on vient à peser sur ses parois et en même temps à comprimer l'urèthre en arrière d'elle, l'urine contenue dans sa cavité s'écoule par le méat, et on arrive ainsi à la vider complétement. Ses parois paraissent épaissies, surtout en avant, où elle déborde en quelque sorte le rétrécissement à la façon du bulbe.

Les urines sont pâles, incolores, abondantes, 1800 à 2000 grammes par jour. Elles sont acides et ne contiennent ni sucre ni albumine; celles qui ont séjourné dans la poche offrent les mêmes caractères.

27 octobre. On passe une bougie armée, et on lui fait séance tenante l'uréthrotomie interne. Une sonde n° 18 est laissée à demeure durant trois jours, et on la retire parce que le malade se plaint de

douleurs au niveau de la poche et du côté de la vessie. La poche
semble s'être légèrement enflammée. Ses urines sont devenues légèrement purulentes; elles sont toujours acides au moment de leur
émission, mais elles ne tardent pas à devenir alcalines au contact de
l'air, et au fond du vase se voit un dépôt glaireux, muco-purulent,
lequel au microscope paraît constitué par des globules de pus devenus transparents et de nombreux cristaux de phosphate ammoniaco-
magnésien. On ne trouve pas de cylindres hyalins. Pas de douleurs
rénales par la pression. L'urine renfermée dans la poche est examinée, et malgré son séjour de plusieurs heures elle est acide.

Ce malade reste dans un état stationnaire, rendant toujours de
l'urine purulente, blanchâtre, et ayant de temps à autre de la diarrhée. De plus, à certains moments, il se plaint de douleurs rénales,
principalement du rein gauche. Son amaigrissement est toujours le
même; sa pâleur est toujours très-grande. Il est pris de nostalgie et
demande chaque jour à s'en aller.

26 novembre. On ne l'a pas examiné ces jours derniers plus que
d'habitude, mais rien dans son état général ne peut faire supposer
qu'il y ait une exagération sensible de sa maladie.

Le 27. Son état général s'est tout à coup aggravé. Sa physionomie
est abattue, ses traits sont altérés, ses yeux sont devenus ternes, sa
langue s'est séchée, sa peau est chaude, son pouls fréquent bat à
120 environ.

En examinant sa poche urineuse, on la trouve considérablement
augmentée de volume; elle offre certainement un volume triple de
son état habituel. Au lieu de cette forme ovoïde, allongée dans le
sens du canal de l'urèthre, elle est devenue globuleuse, sphérique,
et elle présente une tension inaccoutumée. A la pression elle est du
reste douloureuse. La peau de la verge est œdématiée; les tissus cutanés et sous-cutanés du pubis semblent infiltrés. Il existe en effet
une légère augmentation de volume de la région sus-pubienne, une
légère augmentation de volume de la région sus-pubienne, une légère
douleur à la pression, et de la chaleur perceptible à la main.

On reconnaît évidemment d'après ces caractères une inflammation
de la poche urineuse et une infiltration urineuse de la région sus-
pubienne.

Prenant une sonde en gomme, on l'introduit avec précaution dans
la poche, que l'on vide d'abord. Une urine claire au début, puis purulente s'écoule, et la poche se trouve complétement vidée. En même
temps il semble que la tuméfaction de la région du pubis a diminué
en partie.

Faisant alors des tentatives avec beaucoup de précaution pour introduire la sonde dans la vessie, on n'y peut parvenir. Pendant ces tentatives, la vessie vient à se contracter involontairement, et tout aussitôt la poche se distend, se remplit, devient dure ; et, en appliquant la main sur la poche elle-même pour juger de la force de propulsion, on est véritablement surpris de voir la force avec laquelle l'urine se trouve chassée par le muscle vésical. En même temps et sous ses yeux on voit reparaître la tuméfaction de la région sus-pubienne. L'infiltration urineuse est donc hors de doute.

Malgré l'état général très-grave du malade, considérant d'une part l'inflammation de la poche et l'infiltration d'urine qui s'était produite sous les yeux, considérant d'autre part l'impossibilité de pouvoir introduire une sonde dans la vessie, on fait l'ouverture de la poche. Puis introduisant une sonde par le bout postérieur, on évacue immédiatement 7 à 800 gr. d'urine claire, purulente à la fin, mais acide.

On fait la ligature de deux artères, et comme l'hémorrhagie ne s'arrêtait pas, on fait la compression immédiate avec de la charpie imbibée d'eau de Pagliari.

Le doigt introduit dans la poche reconnaît une vaste cavité à parois lisses, mais parcourues à sa partie antérieure par des brides cellulovasculaires Une sonde introduite par le bout postérieur est laissée à demeure. Le soir, le malade était dans le même état, et dans la nuit il mourait subitement, sans avoir présenté d'autres phénomènes.

Autopsie, trente heures après la mort.

Le sang examiné après la mort offre beaucoup de globules blancs, 30 à 40 par champ de microscope à 200 diamètres.

Cerveau. On trouve beaucoup de liquide céphalo-rachidien. L'espace sous-arachnoïdien est distendu par ce liquide, ainsi que les cavités ventriculaires. Le cerveau est ferme; il offre à la coupe un piqueté sanguin.

Poumons. Exsangues, et parfaitement crépitants.

Cœur. Plein de caillots noirs et blancs.

Foie. Légèrement jaunâtre, invasculaire.

Rate. N'offre rien de particulier.

Reins. Le rein gauche est augmenté de volume très-notablement, et présente à sa superficie, au-dessous de sa capsule fibreuse, une masse de petits abcès depuis le volume d'un grain de mil jusqu'à celui d'une noisette.

Le rein droit est plus petit, mais il offre néanmoins plusieurs de ces petits abcès.

La capsule fibreuse des deux reins est adhérente et ne se détache qu'avec beaucoup de peine. De plus, çà et là se voient de petites parcelles de substance rénale restées adhérentes à la capsule.

Muron.   5

La surface extérieure de ces reins, en dehors des abcès, ne paraît pas congestionnée ; elle est plutôt blanchâtre.

A la coupe on trouve les deux bassinets un peu plus considérables la plupart des calices se trouvent aussi très-notablement agrandis, allongés. Leur muqueuse est rouge cramoisi, tant la vascularisation est exagérée.

Les pyramides sont congestionnées, très-rouges, et au lieu d'offrir un cône pointu, ce cône a disparu, en même temps qu'il y a diminution de leur longueur. Dans plusieurs pyramides on voit de petits abcès.

La substance corticale est blanchâtre, et çà et là existent des abcès, notamment dans la substance inter-pyramidale.

Uretères. Sont très-légèrement dilatés, mais leurs parois sont beaucoup plus épaisses. La muqueuse qui les revêt est très-vascularisée.

Vessie. La vessie offre une hypertrophie considérable de ses parois, allant jusqu'à atteindre 1 cent. Sa muqueuse est rougeâtre par points, comme s'il y avait une foule de points ecchymotiques.

Urèthre. Le bout antérieur est fortement éloigné du bout postérieur, de 3 ou 4 centimètres au moins. Ce bout antérieur était complétement cicatrisé et formait une sorte de cône.

La poche urineuse n'est donc pas formée par l'urèthre dilaté, puisqu'il a été rompu, et que ces deux bouts se trouvaient éloignés l'un de l'autre, mais elle s'est développée au milieu du tissu cellulaire, qui s'est plus ou moins épaissi au contact de l'urine. Çà et là se voient quelques brides celluleuses, qui donnent à la poche urineuse un caractère anfractueux, et çà et là aussi se voient quelques diverticulums en forme de culs-de-sac. Sur la partie latérale droite de la poche et à sa partie antérieure existe un abcès du tissu cellulaire, lequel communique avec les espaces celluleux de la région anté-pubienne et sus-pubienne. C'est par là que s'est faite l'infiltration urineuse. La face interne de cette poche était légèrement granulée, mais la paroi offrait une certaine résistance.

En incisant le tissu cellulaire de la verge et de la région sus-pubienne, on voyait du *pus infiltré* dans tous ces points. La coupe était blanchâtre, indurée et renfermait du pus.

La partie postérieure de l'urèthre était dilatée. Seul le col avait résisté à cette dilatation.

A celle-ci nous ajoutons la suivante, dont le succès a été surprenant, malgré l'abondance de l'urine infiltrée. Dans ce cas encore l'organisme peut à bon droit être considéré comme absolument sain.

OBSERVATION V.

Plaie de l'urèthre par arme à feu. — Issue de l'urine par des orifices d'entrée et de sortie de projectile pendant trois mois. — Guérison. — (Due à l'obligeance de mon collègue et ami Humbert.)

Raynaud, 35 ans, zouave, entre le 1er décembre 1870 à l'hôpital Lariboisière, salle Saint-Augustin, n° 4, service de M. Verneuil.

La veille, au combat de Champigny, il a été blessé d'un coup de feu à la fesse gauche.

Une petite plaie circulaire, à bords nets, légèrement ecchymosés, est située à la partie inférieure et externe de la fesse, un peu en arrière de la base du grand trochanter. Une seconde plaie, présentant les mêmes caractères que la précédente, occupe la face externe de la cuisse droite, à l'union du tiers supérieur avec les deux tiers inférieurs. Le périnée et le scrotum sont fortement colorés par une infiltration sanguine. — Le malade, après la blessure, a uriné du sang. Il est donc probable que la balle, dirigée obliquement de gauche à droite et de haut en bas, a perforé les muscles fessiers, traversé le périnée en déchirant la partie membraneuse de l'urèthre, et s'est échappée à travers les masses musculaires postérieures de la cuisse, en passant derrière le fémur, qui a été respecté.

Au moment de l'entrée, l'état du malade est aussi satisfaisant que possible; l'hématurie a cessé pour ne plus reparaître; la douleur locale est nulle; la pression sur le périnée provoque seule une très-légère douleur. Appétit. Sommeil. Pas de douleur.

Rien de nouveau le 2, et le 3 décembre même apyrexie.

Le 4, on s'aperçoit que le blessé urine dans son lit. L'urine qui, pendant les premiers jours, avait suivi son cours normal, ne s'écoule plus par la verge; il n'y a cependant aucune trace de fistule périnéale, et le toucher rectal ne fait rien découvrir d'anormal. On constate alors que la plaie de la fesse laisse échapper d'une manière continue un liquide semi-transparent, d'odeur caractéristique, qui n'est autre que l'urine rendue opaline par le mélange d'une petite quantité de pus. Quand le blessé fait des efforts de miction, c'est un véritable jet qui sort de la plaie; quand on l'obstrue, au contraire, par l'application du doigt, l'urine reprend son cours par la verge; mais son passage cause alors une forte cuisson au périnée.

Le cathétésisme est impossible; la sonde s'arrête dans une poche urino-purulente, au niveau de la région membraneuse, et ramène un peu de sang. On n'insiste pas sur ces tentatives, le malade ne présentant d'ailleurs aucun incident local ou général.

Deux jours après (6 décembre), on réussit à introduire une petite sonde de gomme, qui est laissée à demeure pour conserver autant que possible le calibre et la direction de l'urèthre pendant le travail de cicatrisation.

L'urine continue à s'écouler par l'orifice d'entrée du projectile; pendant ce temps, celui de sortie (plaie de la cuisse) se ferme peu à peu; la plaie suit une marche parfaitement régulière.

Le 13, malaise général; peau chaude, pouls 120. Céphalalgie, nausées, langue saburrale. — Rien à l'état local. — Ce n'est qu'un embarras grastique passager dont un éméto-cathartique fait bientôt justice. — Le 15, tout est rentré dans l'ordre.

Du 15 au 25, la plaie de la fesse rougit, bourgeonne; elle sécrète un liquide plus épais, plus blanc, contenant moins d'urine et plus de pus. Pendant ce travail d'occlusion, on constate, ce matin, la présence à la fesse, à côté de la plaie, d'une petite tumeur fluctuante, du volume d'un œuf de poule, qui disparaît spontanément le lendemain. Deux jours plus tard, le même phénomène se reproduit et se termine comme la première fois. Il est probable que cette tumeur était due à une accumulation momentanée de l'urine, qui ne trouvait plus un passage libre par la plaie, et qui ne le trouvait pas encore par l'urèthre.

8 janvier. La plaie est presque entièrement cicatrisée; l'urine, qui a repris progressivement son cours par la verge, s'écoule toujours avec difficulté. — A cette époque, le malade est pris d'un érysipèle de la face, qui ne semble avoir aucune influence sur l'état local, et qui suit son cours sans rien offrir de remarquable.

Le 11, la cuisse droite est le siége d'une tuméfaction considérable, mais bien limitée, et dont le centre correspond à la cicatrice qui, depuis quelques jours, est complétement achevée. Une fluctuation très-nette indiqua la présence d'une collection liquide. En même temps, la fièvre, qui avait marqué le début de l'érysipèle et qui était rapidement tombée, se relève; pouls pein, fréquent, peau chaude; anorexie, symptômes d'embarras intestinal. M. Verneuil incise la cicatrice; issue d'un litre environ d'urine presque aussi limpide qu'à l'état normal.

Le 12, l'état général est devenu meilleur; l'érysipèle commence à pâlir. l'urine sort continuellement par la plaie.

Le 14, l'incision s'est refermée. Nouvelle tumeur fluctuante dans le même point. Le décollement des bords de l'incision avec la sonde cannelée donne passage à 500 grammes d'urine, mêlée d'une petite quantité de pus. Tube à drainage dans le foyer. Injections antiseptiques.

Dès lors, l'urine s'écoule de jour en jour moins abondamment par la plaie ; elle tend à reprendre définitivement sa voie normale.

Le 18, l'érysipèle a complétement disparu. L'état du malade est excellent.

Pendant le mois de février, le travail de cicatrisation se poursuit; il est seulement ralenti par la présence du drain qu'on laissera en place aussi longtemps qu'il sera nécessaire pour éviter le retour des accidents.

Le 10 mars, l'oblitération de l'orifice et du trajet est complète. L'urine ne s'écoule plus que par la verge; le malade ressent une légère douleur au périnée pendant la miction.

Qu'on veuille bien examiner les diverses observations de poche urineuse vraie qui ont été publiées, et que l'on trouve consignées soit dans les bulletins de la Société anatomique, soit dans la thèse de M. Devers (thèse, Paris, 1857), et l'on verra qu'elles ont toutes trait à des hommes jeunes, dont les tissus sont sains, et l'organisme nullement altéré.

II. Je n'ose pas insister sur la seconde des propositions; personne ne me la contestera sérieusement, je crois. Elle résulte du reste de l'opinion unanime des auteurs.

III. Il n'en est plus de même de la troisième. Celle-ci a besoin en effet de démonstration, et je demande par avance la bienveillance de mes juges, si les observations que je vais fournir ne leur paraissent pas aussi concluantes que je le désirerais.

L'hypertrophie vésicale est un fait que nous posons en principe, parce que nous l'avons constaté chaque fois que nous avons fait des autopsies, et bien des fois il nous est possible de le constater. A chaque rétention d'urine, lorsque la vessie remonte au-dessus du pubis, la main appliquée sur cet organe reçoit une sensation de résistance et de dureté toutes spéciales.

Les cas d'*infiltration urineuse de moyenne intensité*, ceux dans lesquels l'urine envahit le périnée, ou même remonte jusqu'à la racine de la cuisse pour se transformer plus tard en fistules urinaires, sont assez fréquents. Si on ne les observe pas toujours dès le début, on les voit un peu plus tard, et il est permis de les juger d'après l'état existant de leurs urines et de leur économie.

Nous rapportons un fait d'infiltration urineuse du périnée, de moyenne intensité, laquelle s'est compliquée de gangrène d'une portion de la paroi inférieure de l'urèthre, puis d'infection purulente. Malgré la jeunesse du malade, des lésions aussi graves se sont produites, et elles peuvent recevoir leur explication d'une part de la qualité de l'urine, qui était très-acide, très-riche en urates, donnant un dépôt abondant par le refroidissement et d'autre part de l'altération générale de l'organisme résultant de l'alcoolisme.

OBSERVATION VI.

Rétrécissement très-étroit du méat et de la fosse naviculaire. — Adhérences du prépuce au gland. — Infiltration urineuse. — Uréthrotomie. — Infection purulente. — Mort.

Mathis, âgé de 21 ans, de petite taille, assez amaigri, entre le 3 octobre dans un service de médecine à l'hôpital Necker, pour un état typhoïde. Ce n'est que deux jours plus tard qu'on s'aperçoit qu'il a une infiltration urineuse. M. Chauffard incise cette infiltration sur la partie latérale gauche. Cette infiltration était générale et s'étendait depuis le bulbe jusqu'à la partie moyenne de la portion scrotale. On le fait passer à la salle Saint-Vincent, dans le service de M. Guyon. Il raconte qu'il se grisait assez fréquemment et que chaque matin il buvait à jeun du vin et de l'eau-de-vie. Avec un dilatateur à trois branches, on écarte comme on peut le prépuce qui était complétement adhérent au gland, et, après plusieurs tentatives, on finit par introduire une bougie conductrice. Séance tenante, l'uréthrotomie interne est pratiquée, d'abord avec la lame n° 15, puis avec la lame n° 23. On agit ainsi à cause de l'étroitesse et de la dureté du rétrécissement. Ce dernier siégeait immédiatement en arrière du méat et pouvait avoir une étendue de 1 cent. 1/2. *Dans tout le reste du canal, la lame de l'uréthrotome n'a éprouvé aucune résistance, n'a rien sectionné, de sorte que voilà un rétrécissement siégeant au méat et une infiltration urineuse périnéale.*

Une sonde n° 15 est laissée à demeure. Deux heures après frisson intense.

L'urine est acide, rouge foncé, déposant fortement par le refroidissement et ne renfermant ni cylindres, ni albumine, ni sucre.

Le 11. En voulant passer la sonde qui était sortie, on s'aperçoit d'une perte de substance du canal de 2 à 3 cent., siégeant au niveau de l'ouverture de l'infiltration. On prend alors une sonde, on la fait sortir par l'ouverture uréthrale, puis, reprenant son extrémité, on la conduit avec le doigt introduit dans la plaie sur le bout postérieur, et on l'introduit ainsi dans la vessie.

Le 12. Il a de la fièvre, 120 pulsations; on constate des indurations phlegmoneuses de chaque côté de l'anus, plus marquées à droite. En écartant les bords de la plaie, on voit au fond la paroi supérieure de l'urèthre. — Frisson intense, suivi de sueur dans le courant de la journée.

Le 14. Dès le matin, il a eu un frisson intense. Sa face est altérée; la plaie périnéale est blafarde, les bourgeons charnus sont affaissés. Muguet buccal.

Le 15. même état fébrile. Langue sèche. Diarrhée.

Le 16. Hémorrhagie abondante pendant la nuit par la plaie périnéale. Un caillot du volume de 200 gr. environ existe au niveau de la plaie et a arrêté l'hémorrhagie. On enlève ce caillot, et on met de la charpie imbibée d'eau de Pagliari.

Le 17. Respiration difficile, laborieuse. Langue sèche, noirâtre. Regard éteint. Affaissement complet. Pouls fréquent, petit. Il meurt à dix heures du matin.

Dans le cours de sa maladie, son urine a été examinée différentes fois. Rouge foncée, elle donnait un dépôt jumenteux; acide quand elle sortait de la vessie, elle devenait rapidement alcaline. Dans les divers examens microscopiques qui ont été faits, on n'y a jamais trouvé de cellules épithéliales, de globules de pus, de cylindres hyalins. Il y avait seulement des granulations d'urates et des cristaux de phosphate ammoniaco-magnésien.

Autopsie vingt-quatre heures après la mort.

Le cerveau n'est pas examiné.

Poumons. Il existe dans les deux plèvres du liquide séreux en certaine quantité. Les poumons sont congestionnés, spumeux, et dans plusieurs points se trouvent des abcès métastatiques, les uns complétement purulents, les autres offrant encore de la résistance.

Cœur. Contient des caillots rouges et blancs. Rien aux valvules.

Aorte. Présente des points blanchâtres, des taches blanchâtres, des épaississements partiels de la tunique interne dans une foule de points.

Foie. Volumineux. A un aspect noirâtre, pigmenté, trace persistante de congestions anciennes et répétées.

Rate. Volumineuse et ramollie à son centre. Offre dans deux points deux infarctus récents, de couleur noirâtre.

Reins. La capsule fibreuse s'enlève facilement sans rien amener avec elle. A la coupe sur le rein gauche, on voit à ses parties supérieure et inférieure deux départements vasculaires noirâtres, pigmentés, coniques, s'étendant jusqu'à la périphérie de l'organe.

Dans la substance corticale, le rein paraît décoloré et brillant çà et là. L'examen au microscope montre que les cellules épithéliales sont granuleuses et renferment des granulations graisseuses très-fines dans quelques-unes. Cette dégénérescence est peu étendue.

Uretères. Rien de particulier.

Vessie. Contractée, dure, épaisse. Hypertrophie considérable de la musculeuse. La muqueuse offre une foule de points ecchymotiques, mais elle n'est point enflammée, et glisse parfaitement sur la musculeuse.

Urèthre. Rien du côté de la prostate. L'urèthre est fendu sur sa face inférieure. On voit dès lors à sa surface supérieure le tissu du rétrécissement qui est dur, blanchâtre, faisant corps avec la muqueuse elle-même et le tissu sous-muqueux. On voit aussi le résultat de l'uréthrotomie qui se présente sous forme d'un sillon léger, déjà en partie comblé. Ce sillon est long de 1 cent. 1/2 environ.

Les adhérences du prépuce se font sur le gland, tout autour du méat. Elles sont intimes. Il y a soudure absolue, continuité du tissu entre le tissu du prépuce et celui du gland.

Abcès gangréneux du côté des ischions.

Dans plusieurs veines de la région périnéale on fait sourdre du pus par la pression.

On pourrait multiplier à l'infini ces observations, car ces cas d'infiltration de moyenne intensité sont de beaucoup les plus fréquents. On les rencontre d'ordinaire chez des individus bien portants, assez vigoureux, ayant une urine acide et possédant un rétrécissement étroit. Ces infiltrations guérissent et se transforment souvent en trajets fistuleux fort difficiles à faire disparaître.

Je passe maintenant aux cas d'infiltration urineuse étendue. L'urine par elle-même, si elle vient à se décomposer au contact de produits gangrénés peut bien les occasionner. L'observation VII en est un exemple. Mais ces cas sont rares. Le plus habituellement les malades que l'on observe se présentent tous avec un cachet spécial. Affaiblissement profond, altération complète de l'économie, teinte cachectique en un mot. L'urine s'infiltrant dans ces tissus se décompose rapidement, fournit des gaz qui sont eux-mêmes absorbés, et il arrive souvent que l'art reste impuissant. Les observations VIII et IX viennent à l'appui de notre dire.

OBSERVATION VII.

Calcul vésical. Taille bi-latérale. — Gangrène de la prostate. Infiltration urineuse sous-péritonéale. — Mort.

Margueritot (Jean), âgé de 60 ans, entre dans le service de M. Guyon, à l'hôpital Necker, le 14 mars 1870.

Il est porteur d'un gros calcul vésical. Je passe sur les détails qui ont nécessité l'opération de la taille.

La taille bi-latérale est pratiquée le 30 avril. On extrait la pierre avec difficulté, après avoir fait plusieurs tractions. La pierre est volumineuse, très-dure, mamelonnée, offrant un aspect grisâtre.

Le soir de l'opération, le malade se plaint de douleurs assez vives du côté de l'anus. Il a vomi trois fois dans la soirée. Son pouls est accéléré, sa peau chaude.

1er mai. Sa plaie offre un aspect intérieur un peu grisâtre. Il urine parfaitement par la plaie, qui du reste n'est pas tuméfiée.

Il a dormi une partie de la nuit.

Le 2. Sa figure est altérée; sa peau est chaude, son pouls fréquent. La pression des fosses iliaques détermine de la douleur.

Le soir, le ventre se trouvant légèrement ballonné dans ses parties inférieures, et la douleur étant assez vive, on lui fit appliquer douze sangsues sur l'abdomen, à l'épigastre et vers les fosses iliaques.

Le 3. Figure décomposée. Pouls fréquent, petit, dépressible. Il meurt à dix heures du matin.

Autopsie vingt-quatre heures après la mort.

Poumons. Sont sains.

Cœur. Le péricarde renferme environ 100 grammes de liquide. Les cavités cardiaques contiennent du sang noir. Dans l'aorte, il y a un caillot blanchâtre, fibrineux, dans toute l'étendue de l'aorte thoracique.

Foie. Offre peu de résistance. Se laisse déchirer facilement.

Rate. Très-ramollie.

Péritoine. Pas de péritonite.

Dans le tissu cellulaire sous-péritonéal, au niveau des reins, des uretères, il excite une infiltration œdémateuse trouble, qui permet le décollement du péritoine. Dans tout le tissu cellulaire du petit bassin, il y a un aspect grisâtre, de couleur noirâtre, comme le tissu cellulaire gangréné. Odeur extrêmement fétide.

Il existe une large communication du tissu cellulaire pelvien avec le canal prostatique.

La prostate est déchirée dans toutes ses parties, et forme une sorte de détritus. La déchirure porte sur le lobe moyen au niveau des canaux éjaculateurs, et sur les lobes latéraux en dehors des incisions du lithotome. L'aspect gangréneux est des plus manifestes.

Les reins et les uretères sont sains.

La vessie renferme un peu d'urine roussâtre à odeur fétide.

OBSERVATION VIII.

Rétrécissement de l'urèthre. — Infiltration urineuse de la paroi abdominale. — Mort.

Hulot (Maurice), âgé de 48 ans, cocher, entre le 13 juin à l'hôpital Necker. C'est un individu chétif, très-amaigri, ayant une apparence des plus cachectiques.

Deux jours après son entrée on s'aperçoit qu'il a une infiltration urineuse, et on le fait passer dans le service de M. Guyon.

La paroi abdominale est rouge, tuméfiée, crépite sous le doigt. En même temps il existe une collection de liquide et de gaz au périnée faisant surtout saillie du côté droit.

Langue sèche. Peau chaude. Pouls fréquent, petit.

Une incision faite sur la ligne médiane du périnée laisse écouler de l'urine purulente à odeur infecte. Il y a là un abcès gangréneux. On incise également la paroi abdominale.

Le lendemain le même état général grave persiste. Toute la paroi abdominale à droite est rouge, œdémateuse, crépitante, et cette infiltration s'étend sur les parois latérales de l'abdomen jusqu'aux côtes.

Il meurt deux jours plus tard.

Autopsie. Toute la paroi abdominale était infiltrée de pus et de gaz. A 3 centimètres de la région musculeuse se voit un rétrécissement long de 2 cent. et demi, tortueux, irrégulier. La partie du canal postérieure au rétrécissement était dilatée, et formait un entonnoir.

Vessie dilatée avec de nombreuses colonnes, renfermant une urine trouble, purulente, à odeur très-ammoniacale.

Les uretères sont dilatés, hypertrophiés, et pleins d'urine trouble.

Les reins sont volumineux, très-congestionnés, et offrent çà et là une foule de petits abcès miliaires.

OBSERVATION IX.

Rétrécissement de l'urèthre. — Infiltration urineuse des bourses, de la verge et de la paroi abdominale. — Mort.

Il s'agit d'un homme de 62 ans qui entre le soir, à neuf heures, à la salle Saint-Vincent, dans le service de M. Guyon. Il se trouve dans un état comateux. Couché sur le dos, la figure immobile, les traits sans expression, il ne perçoit aucune espèce de sensation extérieure.

L'infiltration d'urine existait vers les bourses, qui étaient très-tuméfiées, vers le périnée, et remontait du côté de l'abdomen. Un vaste phlegmon existait sur la paroi de l'abdomen et la racine de la cuisse à droite, et remontait jusqu'aux côtes. Les bourses étaient extrêmement tuméfiées, rouges, tendues. Une odeur d'urine et de putréfaction s'exhalait de toutes ces parties.

Une longue incision fut faite au périnée et prolongée assez avant du côté des bourses. Il s'écoula une grande quantité d'urine puriforme.

Il meurt trois jours plus tard sans qu'on ait tenté autre chose, car il était resté toujours dans son état comateux, et on ne pouvait obtenir aucune réponse sérieuse.

Autopsie trente-huit heures après la mort.

Cerveau. On trouve une notable quantité de liquide céphalo-rachidien, trouble, blanchâtre, d'apparence laiteuse.

Poumons. Pas d'abcès. Congestion intense des deux côtés, surtout pour les lobes inférieurs.

Cœur. Le cœur droit renferme un caillot blanchâtre, qui s'étend dans les deux artères pulmonaires.

Aorte athéromateuse.

Reins. Les reins offrent un aspect blanchâtre ou blanc marbré tout spécial. Il n'y a pas de dégénérescence granulo-graisseuse, mais une sorte d'infiltration purulente généralisée.

Les bassinets sont agrandis, distendus, ainsi que les uretères.

La vessie offre de nombreuses colonnes; elle est dilatée, et contient de l'urine puriforme.

Rétrécissement très-étroit siégeant au niveau du bulbe.

La paroi abdominale était pleine de pus infiltré.

§ V. — *Indications thérapeutiques.*

1° Le traitement des contusions profondes de l'urèthre nous occupera tout d'abord. Nous savons que les chutes sur le périnée peuvent aboutir à la rupture complète du canal de l'urèthre. Les deux bouts s'écartent l'un de l'autre, avec d'autant plus de facilité, que souvent il existe en même temps un décollement de la muqueuse, s'étendant à 1 ou 2 centimètres. Un épanchement sanguin plus ou moins abondant se produit dans toutes les parties contuses.

Essayer de passer une sonde doit être la première règle à tenir, et dans le cas de réussite, il faudrait la laisser à demeure. Mais compter sur un pareil bonheur serait se préparer bien des désillusions, et il est nécessaire de se tenir prêt à toutes les éventualités.

Toute tentative de cathétérisme ayant échoué, que pratiquer? A cet égard nous ne pouvons mieux faire que de citer les paroles mêmes de Reybard. « Il faut faire le débridement de la tumeur sanguine logée dans les parois uréthrales. Ce débridement sera pratiqué de dehors en dedans à travers le périnée; il comprendra non-seulement les couches extérieures au canal, mais encore toute l'épaisseur de celui-ci, commençant par la membrane externe et finissant par la muqueuse. » Se fondant sur les données de la physiologie pathologique, Reybard n'hésite point, et la thérapeutique qu'il conseille se trouve tout à fait d'accord avec la pratique des chirurgiens éminents : c'est également la formule de mes maîtres MM. Verneuil et Guyon, et l'observation que nous citons est un exemple remarquable de succès.

OBSERVATION X.

Rupture de l'urèthre. — Uréthrotomie externe. (Due à l'obligeance de mon ami Maurel.)

Letessier (Charles), 49 ans, entre le 27 septembre 1870 à l'hôpital Necker, dans le service de M. Guyon.

Ce malade, employé dans l'usine Cail, étant monté sur une machine, tomba d'une hauteur d'un mètre environ, les jambes écartées, sur une barre de fer transversale. Tout le choc fut reçu sur le périnée. Le malade venait de déjeuner, et il n'avait pas uriné depuis une heure. Malgré la douleur très-violente, malgré l'hématurie qui apparut aussitôt, il continua à travailler quelques instants. Deux heures plus tard, les souffrances produites par l'impossibilité absolue de la miction étant venues se joindre aux douleurs primitives, il dut interrompre son travail. Puis, voyant qu'il ne pouvait uriner, il entra à l'hôpital vers onze heures du soir, dix heures après l'accident.

L'interne de garde appelé constata une distension profonde du périnée, produite par l'épanchement sanguin qui remontait vers le scrotum et allait jusqu'au pli inguino-scrotal. Le méat laissait écouler du sang. La vessie s'élevait jusqu'à 3 centimètres au-dessous de l'ombilic. On essaya en vain de passer une sonde n° 15 pour évacuer l'urine ; la sonde, arrivée au niveau du pubis, se perdit constamment dans une poche pleine de sang. Même insuccès pour l'introduction d'une bougie filiforme.

Bain prolongé. Lavement laudanisé.

Le 28, le lendemain, le malade n'avait toujours pas uriné, et les mêmes symptômes existaient. On décida dès lors l'uréthrotomie externe.

Le malade étant placé sur le bord de son lit, dans la position de la taille périnéale, une incision fut pratiquée sur la ligne médiane, allant de la racine des bourses jusqu'au-devant de l'anus. La peau et l'aponévrose superficielle incisées, on tomba sur un vaste foyer sanguin au fond duquel le bulbe se montrait nettement sectionné.

Dans un deuxième temps, le bulbe, qui était rompu transversalement, fut incisé dans le sens de sa longueur, de manière à permettre aux instruments d'atteindre plus facilement les deux bouts sectionnés de l'urèthre. Cette incision donna lieu à une hémorrhagie en nappe assez abondante, qu'on essaya en vain d'arrêter par des ligatures. Prenant ensuite une sonde, on l'introduisit par le méat, et le bout qui était sorti par la plaie périnéale fut conduit avec le doigt

vers le bout postérieur. La vessie se vide très-facilement. La plaie périnéale donnant toujours lieu à un suintement sanguin assez abondant, on le pansa avec de la charpie imbibée d'eau de Pagliari, laquelle fut maintenue par un bandage en T.

Le 29, léger mouvement fébrile. Langue saburrale. La sonde a bien
fonctionné.

Le 30, pas de fièvre. On panse la plaie avec du glycérolé phéniqué.
Le malade perd une grande quantité d'urine par le périnée.

Du 30 septembre au 20 octobre, il n'y a rien de particulier à noter.
L'état général reste excellent. La sonde est changée trois fois dans cet
intervalle de temps. La plaie, au 20 octobre, est très-minime, et ne
donne passage qu'à quelques gouttes d'urine mêlées de pus.

Qu'on se reporte maintenant à l'observation IV de
poche urineuse, et il nous semble permis d'affirmer que si
pareille opération avait été pratiquée dès le début, comme
dans le cas précédent, ce malade eût guéri. On se rappelle en effet qu'il a pu supporter son traumatisme sans
éprouver d'accidents généraux, et qu'il n'a succombé en
définitive que lorsqu'est survenue une altération générale de son économie. La puissance de sa vitalité était
donc largement suffisante pour n'être même pas incom-
modé par cette incision périnéale.

Ainsi donc pour ces cas nous croyons pouvoir être très-
affirmatif, et d'après nos maîtres, nous considérons cette
conduite comme la seule rationnelle.

Un point plus délicat à déterminer est le suivant :
L'incision périnéale a créé une ouverture pour l'émission
de l'urine, faut-il laisser la sonde à demeure jusqu'à la
cicatrisation complète ? Rien de précis ne peut être
donné. C'est au chirurgien à juger par lui-même, à voir
comment la sonde est supportée. Il est certainement
bien important de la laisser à demeure le plus longtemps possible, d'empêcher ainsi que l'urine ne vienne
se mélanger avec du sang et des tissus contus, lesquels
sont susceptibles de se gangrener très-aisément, mais
il est non moins important que le sujet puisse supporter

la sonde. A voir ce qui se passe journellement chez les malades, qui les uns sont très-tolérants, qui les autres sont d'une susceptibilité extrême, il nous est difficile d'être plus affirmatif.

2° Que convient-il de faire, la maladie une fois confirmée ?

L'unanimité des auteurs à ce sujet simplifiera beaucoup notre tâche :

a. Donner issue à la suppuration.

b. Rétablir le cours normal de l'urine et laisser, s'il est possible, une sonde à demeure pour empêcher l'urine de s'infiltrer de nouveau dans les tissus.

Différents procédés pourront être employés, l'uréthrotomie externe, l'uréthrotomie interne, la divulsion. Je n'ai rien à en dire de particulier ici.

Mais pour l'incision périnéale qui doit être faite pour réaliser la première de ces indications, il m'a semblé que la méthode de mes maîtres, M. Verneuil et M. Guyon, était des plus rationnelles, et devait être employée dans tous les cas. Il est généralement conseillé de faire l'incision périnéale dans le point où paraît saillir le plus l'infiltration d'urine. Tantôt c'est à droite, tantôt à gauche, tantôt sur la ligne médiane. En se rappelant simplement la structure du périnée, on sera convaincu que *l'incision doit toujours être faite sur la ligne médiane et aller jusqu'à l'aponévrose moyenne inclusivement.*

Cette incision sur la ligne médiane permet d'éviter la section des artères, et par suite les hémorrhagies. Les plans horizontaux, tout aussi bien que les plans verticaux des aponévroses se trouvent divisés, le dégorgement des deux parties latérales peut facilement s'opérer. Cette méthode que nous avons vu constamment employer par nos maîtres nous a paru suffire dans une foule de cas, non-seulement pour les infiltrations périnéales ou périnéo-scrotales, mais aussi pour celles qui remontaient sur les parties latérales du pubis.

3° Si l'on a affaire à une infiltration diffuse, et qu'elle ait gagné les parties antérieures et latérales de l'abdomen, on se trouvera obligé de recourir à autre chose.

Rétablir tout d'abord le cours normal de l'urine et laisser une sonde à demeure est la première indication, là comme ailleurs.

Éliminer les produits de décomposition qui se sont formés, et limiter l'inflammation diffuse, doit être la seconde indication. Ces vastes infiltrations ne se rencontrent que chez les individus dont l'organisme est détérioré, de sorte qu'elles révèlent l'état de cet organisme plutôt qu'elles n'en sont la cause productrice. Il importe donc au plus haut point de ne pas faire perdre du sang à ces malades, car cette perte de sang les affaiblirait encore et la résorption des produits putrides se ferait avec une nouvelle activité.

La cautérisation au fer rouge de toutes ces parties obvie d'une part à ce danger, et de l'autre modifie puissamment la vitalité des tissus. C'est à ce moyen que nous avons vu nos maîtres recourir dans plusieurs occasions, et lui devoir des succès en quelque sorte inespérés.

A LA LIBRAIRIE ADRIEN DELAHAYE.

Traité pratique des maladies de l'oreille, par A De Tracltsch, professeur à la Faculté de médecine de Wurzbourg; traduit par les docteurs Kuhn et Lévi. 1 vol. in-8, avec figures dans le texte. Le volume cartonné en toile. Prix... 8 fr. 50

Traité des maladies de l'estomac de W. Brinton, traduit par le docteur Riant, précédé d'une Introduction de M. le professeur Ch. Lasègue. 1 vol. in-8, avec figures dans le texte. Le volume cartonné en toile.   7 fr.

Leçons cliniques sur les maladies du cœur, professées à l'Hôtel-Dieu de Paris, par J. Bucquoy, agrégé à la Faculté de médecine de Paris, etc. 2e édit. revue et augmentée. 1 vol. in-8 de 170 pages avec figures dans le texte. Le volume cartonné en toile...................... 4 fr.

Leçons de clinique médicale, faites à l'hôpital de la Charité, par le docteur Jaccoud, 2e édition; ouvrage accompagné de 29 figures noires et 11 planches en chromolithographie. 1 fort vol. in-8 de 880 pages, avec un joli cartonnage en toile...................................... 16 fr.

Manuel de pathologie et de clinique chirurgicales, par le docteur Fort, ancien interne des hôpitaux, professeur libre d'anatomie, avec la collaboration de MM les docteurs Georges Camuset et Emile Menière, 1 vol. in-12 de 950 pages, avec 135 figures intercalées dans le texte. Prix... 12 fr.
    Avec joli cartonnage en toile............................ 13 fr.

Traité élémentaire de chirurgie, par le docteur Fano, professeur agrégé à la Faculté de médecine de Paris, ouvrage accompagné d'un grand nombre de figures intercalées dans le texte. L'ouvrage sera complet en 2 forts volumes in-8. Prix du tome 1er, 1 vol. de 1000 pages...... 13 fr.
    Tome IIe, première partie. 1 vol. in-8, avec figures............ 6 fr.

Traité du diagnostic des maladies chirurgicales, par Em. Foucher, professeur agrégé à la Faculté de médecine de Paris, chirurgien de l'hôpital Saint-Antoine, etc., avec Appendice et Traité des Tumeurs, par A. Després, professeur agrégé à la Faculté de médecine de Paris, chirurgien des hôpitaux, etc , 1 vol. in-8 de 1162 pages et 57 figures intercalées dans le texte, avec un joli cartonnage en toile...................... 18 fr.

Leçons cliniques sur les maladies chirurgicales des enfants, par le docteur Giraldès, professeur agrégé à la Faculté de médecine de Paris, chirurgien de l'hôpital des Enfants-Malades, etc., recueillies et publiées par MM. Bourneville et Bourgeois, revues par le professeur. Ouvrage accompagné de nombreuses figures dans le texte. 1 fort vol. in-8, cartonné en toile. Prix.. 14 fr.

Traité de l'immobilisation directe des fragments osseux dans les fractures, par le docteur Bérenger Féraud, médecin principal de la marine impériale, etc. 1 vol. in-8 de 768 pages avec 102 figures dans le texte. Prix.............. .... 10 fr.

Paris. A. Parent, imprimeur de la Faculté de Médecine, rue Mr le-Prince, 31.

www.ingramcontent.com/pod-product-compliance
Ingram Content Group UK Ltd.
Pitfield, Milton Keynes, MK11 3LW, UK
UKHW022357070726
13614UKWH00003B/1204